T0237626

Parkinson und Alzheimer heute

Lars P. Klimaschewski

Parkinson und Alzheimer heute

Was wir über Neurodegeneration und ihre Therapie wissen

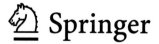 Springer

Lars P. Klimaschewski
Institut für Neuroanatomie
Medizinische Universität Innsbruck
Innsbruck, Österreich

ISBN 978-3-662-63391-5   ISBN 978-3-662-63392-2   (eBook)
https://doi.org/10.1007/978-3-662-63392-2

Die Deutsche Nationalbibliothek verzeichnet diese Publikation in der Deutschen Nationalbibliografie; detaillierte bibliografische Daten sind im Internet über http://dnb.d-nb.de abrufbar.

Fotonachweis Umschlag: © jolygon / stock.adobe.com

Planung: Christine Lerche
Springer ist ein Imprint der eingetragenen Gesellschaft Springer-Verlag GmbH, DE und ist ein Teil von Springer Nature.
Die Anschrift der Gesellschaft ist: Heidelberger Platz 3, 14197 Berlin, Germany

Vorwort

Dieses Buch ist an alle gerichtet, die sich über den Stand der Forschung in Bezug auf Altern und Zelltod im Gehirn informieren wollen. Es wird der Auf- und Abbau unseres Gehirns unter Berücksichtigung aktueller Forschungsergebnisse beschrieben. Dabei wird biologisches Grundwissen vorausgesetzt. Das Buch richtet sich also an einen neurobiologisch und medizinisch interessierten Leserkreis und behandelt folgende Fragen: Wozu benötigen wir Milliarden von Nervenzellen? Was unterscheidet unser Gehirn von dem anderer Säuger? Warum denkt nur der Mensch in einer komplexen Sprache und plant sein Handeln bis weit in die Zukunft hinein? Welche Teile des Gehirns sind dafür besonders wichtig? Warum gehen Nervenzellen im Alter zugrunde? Welche zellbiologischen Mechanismen sind dafür verantwortlich? Was passiert genau bei der Parkinson- und bei der Alzheimer-Krankheit? Kann das Fortschreiten des Sterbens von Nervenzellen verzögert oder vielleicht sogar gestoppt werden? Welche neuen Therapien gegen Demenz und Parkinson wird es in der Zukunft möglicherweise geben? Wer bereit ist, mit dem Autor einmal hinter die Labortüren der neurowissenschaftlichen Forschung zu schauen, wird zu diesen Fragen passende Antworten bekommen.

Im ersten Kapitel dieses Buches wird der grundsätzliche Aufbau und die Entwicklung unseres Gehirns beschrieben. Insbesondere durch die Diskussion vergleichender Aspekte wird verständlich, warum wir im Unterschied zu den meisten Tierarten Milliarden von Nervenzellen benötigen. Erst mit dieser großen Menge an zellulären Bausteinen, die als Knotenpunkte in der Vielzahl neuronaler Netze fungieren, werden die typisch menschlichen Fähigkeiten ermöglicht. Ich werde die wesentlichen Unterschiede zu anderen Säugern erläutern und anhand dieser Differenzen erklären, wie höhere kognitive Leistungen zustande kommen.

Im zweiten Teil des Buches werden die Folgen des Verlustes dieser Zellen im Mittelpunkt stehen. Schon früh gehen täglich Neurone zugrunde (mit 80 Jahren sind rund ein Drittel aller Nervenzellen im Gehirn weg). Dass das weitgehend unbemerkt abläuft, haben wir einem ausgeprägten *back-up* zu verdanken. Die wichtigsten Informationen sind mehrfach in unseren neuronalen Netzen abgelegt, so dass überlebenswichtige Funktionen normalerweise bis in das höhere Alter hinein gut erhalten bleiben. Bei Menschen, die an einer neurodegenerativen Erkrankung leiden, sieht das leider ganz anders aus. Neben den Grundlagen des Alterns werden in diesem Kapitel daher insbesondere die zellulären Prozesse, die dem Morbus Parkinson und dem Morbus Alzheimer zugrundeliegen, ausführlich besprochen. Dabei steht die Entstehung beider Krankheiten aus anatomisch-pathologischer Sicht im Vordergrund, weniger die ärztliche Seite. Dieses Buch soll das medizinische Lehrbuch also nicht ersetzen, sondern durch neurobiologische Aspekte ergänzen.

Im dritten Kapitel wird auf die verschiedenen Möglichkeiten eingegangen, die uns zur Verfügung stehen, um den Hirnabbau zu verzögern oder gar zu stoppen. Vielleicht wird es zukünftig sogar möglich sein, die neuronale Degeneration durch Neubildung von Neuronen, die sog. Neurogenese, wieder auszugleichen. Es werden auch die gegenwärtigen therapeutischen Ansätze zur Behandlung der neuronalen Degeneration vorgestellt. Neue Forschungsergebnisse zur Therapie der Parkinson- und Alzheimer-Krankheit stehen aber im Mittelpunkt.

Dieses Buch verwendet Arbeiten, die von maßgeblichen Neurowissenschaftlern und Medizinern weltweit verfasst wurden. Ihre aktuellsten Publikationen werden am Ende der Kapitel genannt (ohne Anspruch auf Vollständigkeit). Ich verwende aus Praktibilitätsgründen das generische Maskulin, d. h. mit Patient, Student, Forscher oder Arzt sind selbstverständlich beide Geschlechter gemeint. Die Schemazeichnungen wurden mithilfe kommerziell erhältlicher Vorlagen erstellt (https://www.motifolio.com/). Das Besondere an diesem Buch ist, dass es niemals fertig werden wird. Wöchentlich werde ich die neuesten und relevantesten Entwicklungen aus den Alzheimer- und Parkinson-Laboratorien in **Klima's Brain Blog** vorstellen (https://www.klimasbrainblog.com/). Auf meiner Webseite kann auch ein **Newsletter** abonniert werden, der Sie auf dem Laufenden hält.

Mein besonderer Dank geht an meine Familie und an meine Kollegen und Freunde für ihre Korrekturen und Anmerkungen, besonders an Annegret Wehmeyer, Gerrit Krupski, Dietrich Lorke, Erich Brenner, Christian Humpel, Willi Eisner und Maximilian Freilinger. Weiterhin danke ich Frau Dr. Christine Lerche und Claudia Bauer vom Springer-Verlag für ihre Unterstützung. Schließlich möchte ich mich bei allen Studenten der Universitäten Heidelberg und Innsbruck bedanken, die meine Vorlesungen und Seminare über die Jahre besucht und mit mir über den Auf- und Abbau des Gehirns diskutiert haben. Einige der in diesem Buch besprochenen Aspekte gehen auf diese Gespräche zurück.

Ich habe mich bemüht, nur gesicherte Erkenntnisse zu verarbeiten, so dass manche Fragen offen bleiben und weitere Untersuchungen abgewartet werden müssen. Aber so ist Wissenschaft. Aufwändige Experimente werden im Labor durchgeführt und große Datenmengen erzeugt. Mit viel Skepsis werden diese dann überprüft und zumeist verworfen, denn es gilt mehr denn je ein Satz von Charles Darwin, dem Entdecker der Evolutionstheorie: „Falsche Tatsachen sind äußerst schädlich für den Fortschritt der Wissenschaft, denn sie erhalten sich oft lange; falsche Theorien dagegen, die einigermaßen durch Beweise gestützt werden, tun keinen Schaden; denn jedermann bestrebt sich mit löblichem Eifer, ihre Unrichtigkeit zu beweisen".

Widmung

Meinen Eltern gewidmet

Inhaltsverzeichnis

1

Einführung in die Hirnentwicklung: Warum benötigen wir sehr viele Nervenzellen?

Inhaltsverzeichnis

Unser Gehirn gehört zum Zentralnervensystem (ZNS), das auch das Rückenmark umfasst, und kann in drei Teile gegliedert werden: Großhirn (Cerebrum), Hirnstamm (Truncus cerebri) und Kleinhirn (Cerebellum). Das Kleinhirn hängt hinten am Hirnstamm, der das verlängerte Mark (Medulla oblongata), die Brücke (Pons) und das Mittelhirn (Mesencephalon) umfasst. In der Kleinhirnrinde (Cortex cerebelli) liegen die allermeisten unserer Nervenzellen (Neurone) im ZNS. Von den rund 90 Milliarden Nervenzellen

L. P. Klimaschewski, *Parkinson und Alzheimer heute*,
https://doi.org/10.1007/978-3-662-63392-2_1

im menschlichen Gehirn sind 60–70 Milliarden im Kleinhirn lokalisiert, obwohl es nur 10 % der gesamten Hirnmasse von ca. 1400 g ausmacht (bei Männern ist es etwa 140 g schwerer als bei Frauen). Trotz der zweifellos nachweisbaren Unterschiede zwischen weiblicher und männlicher Gehirnentwicklung ist der Bauplan des Gehirns zwischen den Geschlechtern weitgehend gleich und das absolute Hirngewicht von untergeordneter Bedeutung (wie wir im Folgenden sehen werden).

Oberhalb des Mittelhirns liegt das Vorderhirn, das Prosencephalon. Es besteht aus dem Zwischenhirn (Diencephalon) und dem Endhirn (Telencephalon). Das Endhirn wiederum besteht aus vier äußeren, großen Lappen (Stirn-, Scheitel-, Hinterhaupts- und Schläfenlappen) sowie einem kleineren Insellappen, dem Lobus insularis, der hinter der seitlichen Furche liegt, dem Sulcus lateralis (Abb. 1.1). Die Lappen tragen auf ihrer Oberfläche die Hirnrinde, den Cortex cerebri, mit zusammen etwa 16 Milliarden Neurone. Da-

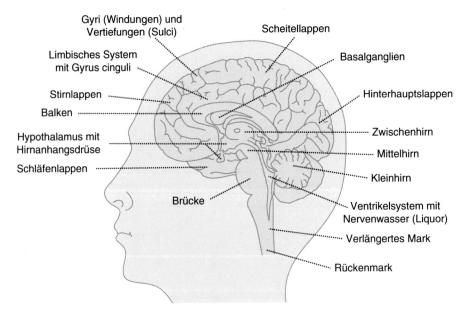

Abb. 1.1 Abgebildet sind in diesem Schema durch die Mittellinie des Gehirns der Stirnlappen (Lobus frontalis), Scheitellappen (Lobus parietalis), Schläfenlappen (Lobus temporalis) und Hinterhauptslappen (Lobus occipitalis) des Endhirns. Die Inselrinde (Insula), der fünfte Lappen im Gehirn, ist nur von außen zu erkennen. Der Hirnstamm umfasst das verlängerte Mark, die Brücke und das Mittelhirn. Das Zwischenhirn sitzt über dem Mittelhirn in der Tiefe unseres Gehirns. Das Kleinhirn liegt dorsal am Hirnstamm in der hinteren Schädelgrube. Im Inneren des Gehirns befinden sich mehrere Hohlräume, das Ventrikelsystem, die mit Liquor, dem Nervenwasser, gefüllt sind

runter befinden sich die insbesondere für das Verständnis der Parkinson-Krankheit so wichtigen Basalganglien – basal, da tief unterhalb der Rinde gelegen.

Weiterhin ist das limbische System von Bedeutung insbesondere für unser räumliches und deklaratives, d. h. an Worte und Zahlen gebundenes Gedächtnis. Es umfasst Teile des Schläfenlappens und den Gyrus cinguli, der sich oberhalb der größten Verbindung der beiden Hemisphären, dem Balken (Corpus callosum), befindet. Der Ausfall dieser Strukturen beim Morbus Alzheimer macht sich daher sowohl im Bereich des semantischen Gedächtnisses (Faktenwissen) als auch beim Abruf persönlicher Erlebnisse, dem episodischen Gedächtnis, bemerkbar.

Die embryologische und fetale Entwicklung unseres Gehirns vom Beginn der Schwangerschaft bis zur Geburt ist ein hochorganisierter und genetisch weitgehend determinierter Prozess, der nachgeburtlich durch die Umwelt noch erheblich beeinflusst wird. Diese Veränderungen auf morphologischer Ebene lassen sich aber nur nach Vergößerung durch ein Mikroskop sichtbar machen. Wir gehen heute davon aus, dass das im Rahmen der Entwicklung stattfindende *fine-tuning* der Verschaltungen von Nervenzellen bis über das 20. Lebensjahr hinaus, besonders in den frontalen, hinter der Stirn gelegenen Hirnregionen noch andauert. Der Auf- und Abbau von Kontaktstellen zwischen Neuronen, den Synapsen, findet aber ein ganzes Leben hindurch statt.

1.1 Neurone und Glia im zentralen Nervensystem

Aus den Stammzellen des Nervengewebes entwickeln sich nicht nur die Nervenzellen, die Neurone, sondern auch die Gliazellen. Neurone haben ein einziges Axon als efferenten, Information wegleitenden Fortsatz und in der Regel mehrere afferente Dendriten, Information aufnehmende Fortsätze. Pro Neuron gibt es etwa eine Gliazelle im Gehirn, allerdings variiert das Verhältnis je nach Hirnareal stark. Die Glia nimmt den Raum zwischen den Nervenzellen ein und interagiert mit diesen ständig auf zellulärer und molekularer Ebene, ist also sehr wichtig für die gesamte Funktionalität des Gehirns (Abb. 1.2). Es wird die Makro- von der Mikroglia unterschieden. Zur Makroglia gehören insbesondere die Oligodendrozyten und die Astrozyten.

Die wichtigste Aufgabe der Oligodendroglia ist die Markscheidenbildung oder Myelinisierung um die Fortsätze der Nervenzellen herum. Ähnlich wie in der Elektronik die Kabel werden die Axone elektrisch isoliert, damit kein Kurzschluss entsteht und die Aktivität schneller von einer Nervenzelle zur nächsten gelangen kann. Oligodendrozyten haben mehrere Fortsätze, die bis zu 40 Axone gleichzeitig myelinisieren. Dadurch können bei Wirbeltieren

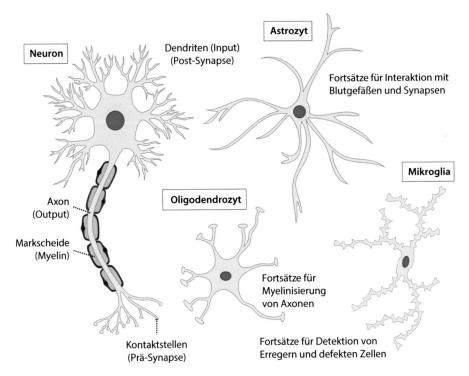

Abb. 1.2 Neben den Nervenzellen (Neurone), die ein Axon und mehrere Dendriten aufweisen, gibt es im Wesentlichen zwei Arten von Makroglia (Astrozyten und Oligodendrozyten) sowie die Mikroglia, die als hirneigene Abwehrzelle fungiert. Auch Gliazellen haben zytoplasmatische Fortsätze, mit denen sie in die Umgebung ausstrahlen und Kontakte mit Nachbarzellen herstellen können

Leitungsgeschwindigkeiten zwischen Nervenzellen von bis zu 200 m/s erreicht werden. Gäbe es kein Myelin, müssten einzelne Axone bis zu 1 mm dick sein, um derartig hohe Geschwindigkeiten der Reizweiterleitung zu erreichen. So beträgt ihr Durchmesser aber nur wenige Mikrometer.

Einen anderen Typ Glia bilden die Astrozyten, die Sternzellen, die für das metabolische Gleichgewicht im extrazellulären Raum zuständig sind, d. h. sie kontrollieren die Konzentration von wichtigen Molekülen (Ionen, Transmitter u. a.) im Nervenwasser, dem Liquor. Dieser ist gleichbedeutend mit der extrazellulären Flüssigkeit des ZNS und wird im Inneren des Gehirns, im Ventrikelsystem, von einem Kapillargeflecht, dem Plexus choroideus, hergestellt. Außerdem versorgen Astrozyten die Nervenzellen mit Nährstoffen und umgrenzen den perivaskulären Raum um die Blutgefäße herum. In diesem Spaltraum fließt auch Nervenwasser, das – ähnlich wie die Lymphe in unserem Körper – zelluläre Abbauprodukte und nicht mehr wiederverwendbare Eiweiße aus dem Gehirn abtransportiert. Schließlich umgeben Astrozyten die Synapsen, so dass die freigesetzten Botenstoffe (Transmitter) nicht in die Umgebung hinein abdiffundieren können, sondern zwischen zwei Nervenzellen verbleiben.

Neben den beiden Typen von Makroglia gibt es die Mikroglia, die insbesondere bei Hirnverletzungen und neurologischen Erkrankungen eine wichtige Rolle spielt, indem sie die Funktion von Immunzellen im ZNS übernimmt (Abb. 1.2). Im Gehirn und Rückenmark finden sich normalerweise nur sehr wenige weiße Blutzellen (Lymphozyten), d. h. das Hirn ist außerordentlich empfindlich für Keime und von ihnen verursachte Entzündungen.

Post mortem (nach dem Tod) durchgeführte anatomische und histologische Untersuchungen des Gehirns, aber auch die hochauflösenden Bildgebungsverfahren beim Lebenden (z. B. die Kernspintomographie) haben uns einen guten Einblick in die Komplexität des Gehirns geliefert und zu zahlreichen neuen Erkenntnissen in Bezug auf neurologische und psychiatrische Erkrankungen geführt. Insbesondere wurde dabei auch die Myelinisierung genauer unter die Lupe genommen, da sie möglicherweise beim Autismus oder bei der Schizophrenie verändert ist.

1.2 Was passiert während der Gehirnentwicklung?

Die Markscheidenbildung im Bereich der langen Bahnen dauert im ZNS bis weit in das zweite Lebensjahr hinein an. Erst dann ist die Isolierung der axonalen Kabel, beispielsweise im unteren Bereich des Rückenmarks, vollständig abgeschlossen. Eine bewusste, vom Willen gesteuerte Kontrolle über unsere Schließmuskeln am Beckenboden können wir daher bei Babys nicht erwarten. Ein Sauberkeitstraining für Kleinkinder ergibt im ersten Lebensjahr überhaupt keinen Sinn. Auch im Gehirn startet die Markscheidenbildung erst spät und setzt sich, wie unten erläutert, in einigen Bereichen noch bis in die zweite, teilweise sogar bis in die dritte Lebensdekade hinein fort.

Die äußere Gestalt des Gehirns ist am Ende der menschlichen Embryonalentwicklung rund vier Monate nach der Befruchtung der Eizelle schon gut zu erkennen. Dabei sind fünf Hirnbläschen zu unterscheiden. Sie bilden die Anlagen des Endhirns, des Zwischenhirns, des Mittelhirns, der Brücke und des verlängerten Marks. Die beiden letzteren Strukturen bilden zusammen mit dem Kleinhirn das Rautenhirn (Rhombencephalon). Aus der seitlichen und oberen Wand der Endhirnanlage wird jeweils eine Hemisphäre gebildet, wohingegen aus der inneren, medialen Wand das Zwischenhirn entsteht. Aus diesem entwickeln sich Auge und Sehhügel (der Thalamus in der Tiefe unseres Gehirns). Vom Thalamus spaltet sich wiederum der Hypothalamus ab, der unser vegetatives Nervensystem und die endokrinen Organe steuert (Schilddrüse, Nebenniere u. a.). Die Hirnanhangsdrüse, Hypophyse, hängt am Hypothalamus und ist mit diesem anatomisch und funktionell eng verbunden (Abb. 1.1).

Die Nervenzellen in der Hirnrinde und in den darunter liegenden Kerngebieten (Nuclei) entstehen aus Stammzellen, die sich im Bereich der Bläschenwand befinden, der Ventrikulärzone. Nach der Teilung wandern die jeweiligen Tochterzellen als neuronale Progenitoren entlang den Fortsätzen einer speziellen Gliasorte, der Radiärglia, in den äußeren Mantelbereich. Vom Neocortex sprechen wir dann, wenn die Neurone in sechs übereinander liegenden Schichten (Laminae) zu liegen kommen. Vorher wird in den Lehrbüchern zumeist der Begriff Pallium verwendet, in dem die Zellen ungeordnet sind und erst noch an ihren finalen Ort migrieren müssen. Die fertig geschichtete Hirnrinde besteht am Ende der Entwicklung also aus sechs Schichten (Laminae I-VI, Abb. 1.3). In Schicht III und V befinden sich die großen Nervenzellkörper mit langen Axonen und in den Schichten II und IV eher kleinere Neurone, deren Axone nicht sehr lang und hauptsächlich für den Empfang von sensorischer Information zuständig sind. Sie werden aufgrund ihrer geringen Größe auch Körnerzellen genannt.

Im dritten Entwicklungsmonat lassen sich verschiedene Wachstumsrichtungen im Bereich des Palliums ausmachen, eine nach vorn (frontal), eine nach hinten (okzipital), eine nach oben (parietal) und eine nach unten außen (temporal), so dass der neueste Teil der Hirnrinde, der Neocortex, aber auch mehrere darunter liegende Strukturen letztlich eine Bogenform aufweisen, die an ein Widderhorn erinnert. Die zerebralen Hemisphären bestehen zum größten Teil aus Neocortex, der in der menschlichen Embryogenese den Hirnstamm fast vollständig überwächst. Entwicklungsgeschichtlich finden sich noch zwei ältere Anteile, der Paläo- und der Archicortex, die im unteren und medialen Bereich der Hemisphäre sichtbar bleiben. In frühen Säugetieren, die vor 100–200 Millionen Jahren lebten und in den heutigen Hunden, Katzen oder Kühen, sind diese stammesgeschichtlich (phylogenetisch) ältesten Anteile der Rinde im Vergleich zum Neocortex deutlich größer als beim Menschen.

1.3 Evolutionär alte Hirnteile sind einfacher gebaut als der Neocortex

Der Paläocortex bildet das Riechhirn und ist beim Menschen nur noch rudimentär an der Hirnbasis zu finden. Der Archicortex findet sich demgegenüber im Hippocampus des Temporallappens und spielt eine überragende Rolle bei der Bildung von Emotionen und dem Gedächtnis. Im Tierreich ist

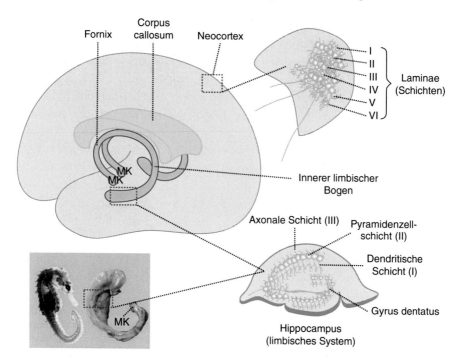

Abb. 1.3 In der Tiefe des Gehirns liegt das in Form eines Bogens um das Zwischenhirn herum verlaufende limbische System (Limbus ist der Rand, Fornix ein Bogen). Über dem Fornix befindet sich der Balken (Corpus callosum), die größte Verbindung (Kommissur) der beiden Hemisphären. Der Neocortex ist entwicklungsgeschichtlich jünger und komplexer gebaut als der Archi- oder der Paläocortex. Der Hippocampus ist ein dreischichtiger Archicortex. Der phylogenetisch älteste Anteil des Cortex, der zwei-schichtige Paläocortex, befindet sich in Verlängerung des zum ersten Hirnnerven ge-zählten Riechkolbens (Bulbus olfactorius) an der Unterseite des Gehirn (Seepferdchen von Laszlo Seress, CC-BY-SA)

es überlebenswichtig, sich einen überstandenen Angriff durch einen Fress-feind genau merken zu können, um sein zukünftiges Verhalten daraufhin abzustimmen. Andererseits müssen auch erfolgversprechende Jagdreviere ab-gespeichert werden können. Genau solche Funktionen werden durch den Hippocampus, die zentrale Struktur des limbischen Systems, in Zusammen-arbeit mit dem Neocortex umgesetzt.

Der Hippocampus erinnert äußerlich an ein liegendes Seepferdchen (daher der Name) und wird im zweiten Kapitel im Rahmen der Alzheimer-Krankheit noch ausführlicher besprochen. Es handelt sich um eine am Boden des Seiten-ventrikels im Temporallappen liegende Struktur, die aus dreischichtigem Archicortex besteht (Abb. 1.3). Der daneben liegende Gyrus dentatus weist eine mittlere Schicht kleinerer Neurone (Körnerzellen) auf neben einer äußeren dendritischen Schicht und einer inneren Schicht mit Axonen, die die Dendriten der Pyramidenzellen des Ammonshorns, des Hippocampus im eigentlichen Sinn, ansteuern. Diese dicht gelagerten neuronalen Zellkörper, auch Perikaryen genannt, bilden die mittlere Schicht (II). Deren Dendriten finden sich in Schicht I und III, die Axone aber nur in der Schicht III. Einige kleinere Zellkörper, die Interneurone, liegen auch außerhalb der mittleren Schicht. Die Axone der Hauptzellen ziehen aus der inneren Schicht kommend als Fimbrie in einer langen gebogenen Bahn, dem Fornix, nach vorn zu den beiden Corpora mamillaria (Mamillarkörper, MK in Abb. 1.3).

Aus den am Boden der Hemisphärenblase liegenden Stammzellen entstehen die in der Evolution früh angelegten Neurone des Ganglienhügels. Aus diesem gehen die späteren Basalganglien hervor (Nucleus caudatus, Putamen, Globus pallidus). Diese bilden die größten Kerngebiete in der Tiefe des Endhirns und sind primär an der Regulation von motorischen Bewegungsprogrammen beteiligt. Außerdem steuern sie komplexe Verhaltensweisen im Rahmen der Psychomotorik.

Neurone der Basalganglien und der Hirnrinde werden durch phylogenetisch sehr alte, d. h. schon in frühesten Wirbeltieren, angelegte Kerngebiete des Hirnstamms angesteuert. Da diese über die Jahrmillionen deutlich langsamer wachsen als die Strukturen des Endhirns, müssen sich die axonalen Fortsätze der in Mittelhirn, Brücke oder verlängertem Mark gelegenen Nervenzellen immer stärker verzweigen, um alle ihre Zielneurone im Endhirn innervieren zu können. Diese zunehmende morphologische Komplexität stellt sehr hohe Anforderungen an den neuronalen Metabolismus und macht die Zellen anfälliger für zellulären Stress. Sie gehen daher im Alter und bei neurodegenerativen Erkrankungen, z. B. bei der Parkinson-Krankheit, zuerst zugrunde.

Auf den Punkt gebracht

- Das menschliche Gehirn hat 80–90 Milliarden Nervenzellen, davon 60–70 Milliarden im Kleinhirn und 16–20 Milliarden in der Hirnrinde, die aus Paläo-, Archi- und Neocortex besteht.
- Der Archicortex bildet die Grundlage des Hippocampus. Dieser spielt eine wichtige Rolle bei der Bildung von unseren Emotionen und dem Gedächtnis.
- In der Hippocampus-Formation werden in den ersten 20 Lebensjahren noch neue Nervenzellen gebildet. Danach nimmt die Neurogenese erheblich ab und ist im Alter beim Menschen kaum noch nachweisbar.
- Die unterhalb der Rinde gelegenen Basalganglien regulieren und modifizieren die im Cortex geplanten motorischen Bewegungsprogramme.
- Der Cortex und die Basalganglien werden durch Nervenzellen im Hirnstamm angesteuert, die stark verzweigte Axonbäume ausbilden, um eine Vielzahl von Neuronen in den phylogenetisch jüngeren und relativ zum Hirnstamm sehr großen Endhirnarealen zu innervieren.

1.4 Was unterscheidet das linke vom rechten Gehirn?

Funktionell sind beide Hemisphären unterschiedlich, man spricht von Hemisphären-Asymmetrie oder Lateralisation. Die Hirnhälften kommunizieren miteinander über Kommissuren, von denen der Balken, das Corpus callosum, die größte Verbindung darstellt. Er koppelt homologe, also in vergleichbaren Cortexarealen beider Seiten gelegene Bereiche über die Projektionen großer Pyramidenzellen, die mit ihren langen Axonen auf die gegenüberliegende Seite ziehen. Damit stehen die meisten kortikalen Regionen in direkter Verbindung und tauschen sich bei komplexen Bewegungsprogrammen vorher aus, bevor eine motorische Aktivität zu den Hirnstamm- und Rückenmarksneuronen geschickt wird, die letztlich unsere Muskulatur aktivieren.

Die linke Hemisphäre ist dabei insbesondere für die Bildung von Sprache (besonders der Syntax, also für Satzbau und Grammatik), aber auch für Lesen, Schreiben, Rechnen und für das sprachgebundene Gedächtnis zuständig. Die linke Seite verarbeitet Informationen nacheinander (sequentiell), also ähnlich wie der Prozessor in einem Computer, und versucht, Ursache-Wirkungs-Beziehungen herzustellen. Sie arbeitet analytisch, zerlegt beispielsweise ein größeres mathematisches Problem in überschaubare, kleinere Aufgaben. Bei Läsionen der linken Hirnhälfte treten daher Probleme im analytischen Denken und insbesondere im Bereich der Sprache auf.

Die rechte Hirnhälfte sucht demgegenüber nach Analogien und Ähnlichkeitsbeziehungen. Sie arbeitet ganzheitlich und zusammenführend, z. B. wird eine aus vielen Einzelteilen bestehende komplexe räumliche Struktur als Ganzes erkannt. Die rechte Hemisphäre hilft uns auch bei der Erkennung von Gesichtern, beim allgemeinen Sprachverständnis und bei der Bildung der Satzmelodie (Prosodie). Weiterhin ist sie für das Hören nicht sprachbezogener Geräusche notwendig, also für das nicht-sprachliche, non-verbale Gedächtnis und für den Richtungssinn. Beispielsweise wird der rechte Parietallappen beim Anziehen, z. B. eines Mantels, aktiv. Dementsprechend stehen bei Läsionen in diesem Bereich Störungen der räumlich-koordinativen Fähigkeiten im Vordergrund.

Interessanterweise ist die Sprachdominanz der linken Hemisphäre nicht immer mit Rechtshändigkeit gekoppelt. Die rechte Hand wird ja von motorischen Arealen in der linken Hemisphäre gesteuert, d. h. die meisten Verbindungen in unserem Gehirn verlaufen gekreuzt. Das Sprachzentrum ist aber auch bei Linkshändern zumeist links lokalisiert. Wir wissen bis heute nicht genau, wie die Lateralisierung, also die Dominanz durch eine der beiden Hemisphären, entsteht. Da sie bei unseren nächsten Verwandten, den Menschenaffen, nicht sehr ausgeprägt ist, wird die Herstellung einer Verbindung zwischen rechtem Ohr (dem bevorzugten Eingang für Sprache) und der linken Hemisphäre auf den aufrechten Gang des Menschen zurückgeführt. Das erklärt sich dadurch, dass das ungeborene Kind in der Gebärmutter meistens so herum liegt, dass seine rechte Körper- und Gesichtsseite nach außen zeigen. Dadurch wird das rechte Ohr beim Gehen und Sprechen der Mutter in der Entwicklung besonders häufig gereizt. Es leitet damit mehr Signale in das Gehirn weiter als das linke Ohr und führt so zu einer vermehrten Nutzung der linken Hirnhälfte schon vor der Geburt. Dadurch würde sich die Rechtshändigkeit bei den meisten Menschen erklären.

1.5 Die Hirnentwicklung im Kindes- und Jugendalter

Bildgebungsstudien bei Kindern haben gezeigt, dass sich die Hirnrinde vom 10. bis 12. Lebensjahr noch besonders im Stirn- und im Scheitellappen vergrößert. Aber auch im Schläfenlappen ist eine Volumenzunahme der Rinde noch bei 16 Jahre alten Jugendlichen festzustellen. Unterschiede zwischen den Geschlechtern lassen insbesondere auf eine Rolle der Sexualhormone bei den während der Pubertät ablaufenden Veränderungen in der Hirnanatomie schließen. Im Frontallappen ist in dieser Zeit die Neuroplastizität, insbesondere der Auf- und Abbau von Synapsen, noch besonders ausgeprägt. Die höchste Ebene in der ZNS-Hierarchie, der Neocortex, unterliegt also längerfristigen Veränderungen, die bis in das zweite Lebensjahrzehnt hinein andauern.

Im Hippocampus des Schläfenlappens ist die Neubildung von Nervenzellen in den ersten zehn Lebensjahren besonders deutlich. Diese postnatale Neurogenese ist in Bezug auf neue Therapien der Demenz und anderer neurodegenerativer Erkrankungen möglicherweise von großer Relevanz. Allerdings ist bis heute noch nicht ausreichend klar, wofür die neuen Neurone im menschlichen Gehirn nun wirklich benötigt werden (dazu mehr im dritten Kapitel). Bisher kennen wir die Notwendigkeit der andauernden Teilung von Nervenzellen bei manchen Tierarten, beispielsweise bei Vögeln, die einen neuen Gesang nur nach Neubildung von Nervenzellen im Singzentrum ihres Gehirns erlernen.

Neben der neuronalen Zellteilung und dem Auswachsen von zellulären Fortsätzen ist darüber hinaus die Markscheidenbildung in mehreren Hirnbereichen auch nachgeburtlich noch für eine längere Zeit zu beobachten. Die Hirnforschung geht heute davon aus, dass die Myelinisierung im Stirnhirn erst um das 35. Lebensjahr herum komplett abgeschlossen ist. Damit wäre dann die *Hardware* ganz fertig, und wir können in diesem Alter die größten kognitiven Hirnleistungen erwarten. Tatsächlich haben viele Nobelpreisträger in den Naturwissenschaften ihre wichtigsten Entdeckungen oft in diesem für Wissenschaftler relativ jungen Alter gemacht.

Sowohl Nervenzellen als auch Synapsen werden vorgeburtlich in großem Überschuss angelegt. Die meisten überzähligen Kontakte zwischen Neuronen verschwinden in der ersten Lebensdekade und führen damit zu einer reduzierten kortikalen Aktivität. Diese ist bis zum fünften Geburtstag, d. h. in den Jahren mit der höchsten Synapsendichte im Cortex, noch am stärksten nachweisbar. Im präfrontalen Cortex, der direkt hinter der Stirn und seitlich über den Augen liegt, nimmt die Dichte an Kontaktstellen jedoch noch bis zum 20. Lebensjahr ab. Wir verfügen dann über die enorme Zahl von rund 1000 Billionen Synapsen (ausgeschrieben: 1.000.000.000.000.000). Vermutlich werden viele der anfangs gebildeten Kontakte nicht in funktionell relevante neuronale Netze eingebaut. Sie bleiben daher unbenutzt und werden von Mikrogliazellen und Astrozyten eliminiert (phagozytiert).

1.6 Das kindliche Gehirn ist enorm plastisch und kann noch heilen

Wie oben schon angesprochen spielen kulturelle Einflüsse eine wesentliche Rolle für das *fine-tuning* neuronaler Verbindungen, wohingegen die langen axonalen Kabel zwischen den Cortexarealen, den darunter liegenden Kerngebieten und dem Rückenmark genetisch determiniert sind. Sie sind also bei Geburt weitestgehend angelegt. Dagegen bleibt insbesondere im Hippocampus und im Neocortex die Neuroplastizität zeitlebens hoch, aber nur in lokal begrenzten, ein paar Dutzend Mikrometer durchmessenden Arealen.

Durch sensiblen und sensorischen Input werden überall Lernvorgänge angetrieben und kontinuierlich neue Synapsen gebildet. Es ist offensichtlich, dass weniger benötigte Kontakte auch wieder abgebaut werden müssen. Ansonsten würde unser Gehirn zeitlebens immer weiter an Volumen und Gewicht zunehmen. Das wäre aufgrund des knöchern begrenzten Schädelvolumens nicht möglich. Die Gesamtzahl an Kontakten zwischen Nervenzellen verändert sich also im gesunden Gehirn nach Abschluss der Entwicklung und vor Einsetzen der Alterungsprozesse nicht mehr wesentlich. So bleibt die synaptische Homöostase, das Gleichgewicht von auf- und abgebauten Synapsen, gewährleistet.

Passend zur sehr hohen Aktivität und Plastizität bis etwa zum fünften Lebensjahr ist bei Kindern auch noch eine ausgeprägte Regenerationsfähigkeit im Gehirn nach schweren Verletzungen zu beobachten. Diese ist möglicherweise auf die Re-Aktivierung von überzähligen Synapsen zurückzuführen, die noch nicht abgebaut wurden. Beispielsweise kann bei Verlust der gesamten linken Hemisphäre in den ersten Lebensjahren die komplette Sprachfähigkeit von der rechten Hirnhälfte übernommen werden. Auch werden Sinnesareale, die normalerweise für die Verarbeitung von Seh- und Hörimpulsen zuständig sind, bei von Geburt an blinden oder tauben Kindern zur Registrierung intakter Sinnesinformation verwendet, z. B. jener von taktilen Rezeptoren. Diese Kinder sind dann in der Wahrnehmung von Druck- und Berührungsempfindungen wesentlich besser als sehende und hörende Kinder.

Die Größe eines Sinnesareals und damit die Anzahl der für eine bestimmte Funktion zur Verfügung stehenden Nervenzellen bestimmt also die spätere Leistungsfähigkeit des Gehirns. Von Geburt an blinde Kinder haben besonders „feine Ohren" und umgekehrt können taube Kinder sehr gut visuelle Eindrücke verarbeiten, haben also „gute Augen". Die jeweiligen Hirnareale, die für die ausgefallenen Funktionen eigentlich zuständig gewesen wären, werden durch andere, intakt gebliebene sensorische Systeme übernommen. Diese beeindruckende Plastizität ist aber, wie gesagt, nur in den ersten Lebensjahren vorhanden und kann später nur noch sehr eingeschränkt reaktiviert werden.

Auf den Punkt gebracht

- Die Entwicklung unseres Gehirns bis zur Geburt ist ein hoch-organisierter und genetisch weitgehend determinierter Prozess, der danach durch die Umwelt erheblich beeinflusst wird.
- In den ersten Lebensjahren finden noch viele strukturelle Veränderungen im Gehirn statt, die leicht störbar sind. Ab dem vierten Lebensjahr (Kindergartenalter) wird das Gehirn auch psychosozialen Stressoren gegenüber resistenter.
- Nervenzellen und synaptische Kontakte werden vorgeburtlich in großem Überschuss angelegt. Die meisten überzähligen Synapsen verschwinden in der ersten Lebensdekade.
- Erst im vierten Lebensjahrzehnt ist die Markscheidenbildung im Frontalhirn endgültig abgeschlossen.
- Das kindliche Gehirn kann nach Verletzungen noch heilen. Es hat eine erheblich höhere Plastizität als das Gehirn der Jugendlichen und Erwachsenen.

1.7   Ist ein großes Gehirn „schlauer" als ein kleines?

Die Größe des Gehirns wurde früher in den vergleichenden und kognitiven Neurowissenschaften oft als Ersatz für die funktionelle Kapazität und damit die geistige Leistungsfähigkeit hergenommen. Wie oben erwähnt, beträgt das Hirngewicht beim Menschen durchschnittlich 1,4 kg. Andererseits gibt es

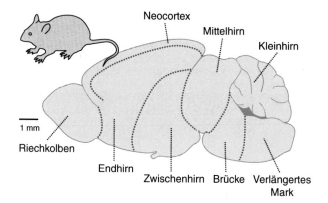

Abb. 1.4 Vor rund 60–80 Millionen Jahren lebte der gemeinsame Vorfahre von Maus und Mensch. Das Gehirn der Maus ist prinzipiell ähnlich gebaut wie das menschliche Gehirn, weist aber einen deutlich größeren Riechkolben und einen relativ kleineren Neocortex ohne Windungen, Gyri, oder Einfaltungen, Sulci, auf. Der Hirnstamm ist in diesem längs in einer mittleren Achse (median-sagittal) halbierten Gehirn im Vergleich zum Menschen deutlich größer als das Endhirn (Maßstabs-Balken für das Gehirn links)

Wirbeltiere, deren Gehirn nur 1 Milligramm wiegt. Das Gehirn der Maus ist rund 1 g leicht (Abb. 1.4). Die Gehirne von Elefanten sind ca. 5 kg und vom Blauwal sogar bis zu 10 kg schwer. Sagt uns das nun, dass Elefanten fünfmal und Wale zehnmal so schlau sind wie wir? Das ist offensichtlich nicht der Fall, denn es sind ja wir Menschen, die das Schicksal von Elefanten und Walen bestimmen und nicht umgekehrt. Allerdings gibt es bei fast allen Tierarten spezielle Eigenschaften, in denen sie Menschen weit überlegen sind. Beispiele dafür wären der viel schneller laufende Gepard oder der über große Distanzen eine Maus erblickende Greifvogel. Auch gibt es Schlangen, die nachts aufgrund von speziellen Rezeptoren für langwelliges Infrarot-Licht sehr gut sehen. Damit können Wärme abgebende Beutetiere, wie beispielsweise Kaninchen, auch in der Nacht wahrgenommen werden.

Die speziellen Fähigkeiten von Tieren im sensorischen und motorischen Bereich reichen offenbar nicht aus, um ihr Überleben gegen Angriffe anderer Spezies, z. B. des Menschen, sicherstellen zu können. Eine zentrale Botschaft der vergleichenden Neuroanatomie ist daher die Tatsache, dass nicht das absolute Hirngewicht, sondern die Anzahl der im Cortex untergebrachten Nervenzellen und die Art ihrer Verbindungen untereinander über die kognitive Leistungsfähigkeit und damit letztlich auch über das Überleben eines Organismus entscheiden. Bei den afrikanischen Elefanten ist das Gehirn zwar sehr groß und besitzt dreimal mehr Nervenzellen als unseres, ihre Hirnrinde ist aber deutlich einfacher gebaut und enthält weniger Neurone (Tab. 1.1). In unserem Neocortex befindet sich eine sehr hohe Zahl von rund 16 Milliarden

Tab. 1.1 Vergleich wichtiger quantitativer Parameter zwischen den Gehirnen von Elefant, Delfin, Mensch und Ratte. Der Elefant hat das schwerste Gehirn, der Delfin die größte Oberfläche und die höchste absolute Nervenzellzahl im Cortex. Die Dichte von Nervenzellen im Neocortex ist aber bei einem kleinen Nagetier, z. B. bei der Ratte, am höchsten. Der Mensch hat von allen Vertebraten den dicksten Neocortex

	Elefant	Delfin	Mensch	Ratte
Hirngewicht (g)	**4800**	3600	1400	2
Neocortex (mm^2)	260000	**375000**	230000	600
Neurondichte (/ mm^3)	5000	20000	24000	**55000**
Anzahl Neurone (x 10^9)	6	**37**	16	0,03
Dicke (mm)	2-3	1-2	**2-4**	1-2

Nervenzellen. Der Elefant besitzt demgegenüber nur etwa 6 Milliarden Neurone in der Großhirnrinde (97 % seiner Nervenzellen befinden sich im Kleinhirn).

Bei den Walen ist es komplizierter. Der Pilotwal (eine Delfin-Art) weist deutlich mehr Neurone in der Hirnrinde auf als der Mensch (über 30 Milliarden). Der Delfin-Cortex lässt aber nur maximal fünf abgrenzbare Schichten (Laminae) erkennen. Auch sind die Neurone der Delfine untereinander weniger stark verbunden, was sich in der geringeren Dicke des Cortex von Delfinen (1–2 mm) im Unterschied zum Menschen zeigt (2–4 mm). Menschen haben unabhängig von ihrer Gehirngröße also den breitesten Cortex, um möglichst viele Neurone unterbringen und miteinander vernetzen zu können. Wir müssen daher neben dem Hirngewicht auch die mikroskopisch-histologischen Merkmale beim Vergleich verschiedener Tierarten in Bezug auf kognitive Hirnleistungen berücksichtigen.

Große Meeressäuger können mit den über 30 Milliarden Nervenzellen im Cortex offenbar weniger anfangen als wir Menschen oder die Menschenaffen. Viele Primaten schneiden nämlich in Art-spezifischen kognitiven Tests deutlich besser ab als Delfine, obwohl diese mehr Neurone in der Hirnrinde haben. Es ist bis heute nicht genau geklärt, warum in der Evolution die Neuronenzahl bei bestimmten Walarten (Cetacea) so stark angestiegen ist. Möglicherweise beruht es darauf, dass Meeressäuger über Jahrmillionen in immer tiefere und kältere Meeresschichten abgetaucht sind und dabei mehr Wärme generieren mussten, um in diesen Tiefen überleben zu können. In der Tat gibt es Hinweise auf eine hohe Synthese von Wärme produzierenden Eiweißen in den Energiekraftwerken, den Mitochondrien, im Gehirn von Delfinen. Das wäre ein evolutionsbiologischer Vorteil, der nichts mit kognitiven

Fähigkeiten zu tun hätte. Die Frage ist nur, warum gerade Nervenzellen im Gehirn die benötigte Wärme generieren sollten und nicht die Zellen von anderen, noch größeren Organen.

Während der Artenentwicklung strukturieren sich insbesondere die großen, spät entstandenen Gehirnteile immer mehr. Es kommt zu einer Schichtung des Neocortex in die erwähnten sechs Lagen (Laminae). Damit lassen sich Gruppen von untereinander gut organisierten kortikalen Nervenzellen, die als Module bezeichnet werden, präziser ansteuern als es in einem räumlichen Durcheinander der Fall wäre. Die Nervenzellen werden dabei auf möglichst kurzen Wegen miteinander verbunden. Dabei bleibt die Anzahl der synaptischen Verbindungen pro Neuron im Mittel ungefähr gleich. Sie steigt also nicht proportional an (es ist nicht jedes Neuron mit allen anderen verbunden). Ansonsten würde unser Kopf ja auch Übergröße haben. Die Synapsendichte im Cortex von Igeln und Affen ist ungefähr gleich, obwohl das Cortexvolumen bei letzteren über 100 Mal größer ist. Diese Zahlen unterstreichen die Bedeutung des Anstiegs der absoluten Anzahl von Nervenzellen im Verlauf der phylogenetischen Entwicklung als Indikator für eine höhere kognitive Leistung des Gehirns.

1.8 Absolutes und relatives Hirngewicht

In diesem Zusammenhang wird oft auch das relative Hirngewicht diskutiert (Abb. 1.5). Es darf nämlich nicht übersehen werden, dass ein Blauwal mit seinem Gehirn einen Körper von bis zu 100 Tonnen Gewicht steuern muss. Sein Gehirn macht daher nur 0,01 % seines Körpergewichtes aus, während das relative Hirngewicht (also der Anteil am Körpergewicht) beim Menschen bei 1–2 % liegt. Interessanterweise ist das relative Hirngewicht der Zwergmaus, eines der kleinsten Nagetiere überhaupt, mit 4 % des Körpergewichts noch deutlich höher. Bei Elefanten und Pferden ist es niedriger (0,2 %). Schimpansen, die dem Menschen genetisch am nächsten stehen (mehr als 95 % identisches Genom), besitzen ein 3–4 Mal kleineres Gehirn als der Mensch und ein relatives Hirngewicht von 0,9 %.

Insgesamt ergibt der Vergleich der Säugetiere untereinander, dass unser Hirngewicht 7–8 Mal höher ist als es bei jeder anderen Säugerart mit dem gleichen Körpergewicht zu erwarten wäre. Dieser Faktor wird durch den Enzephalisationsquotienten (EQ) ausgedrückt, der beim Menschen im Vergleich zu allen anderen Tierarten am höchsten ist. Obwohl Menschenaffen wie Gorillas und Orang-Utans im Mittel deutlich schwerer als Menschen sind, besitzen sie ein dreimal leichteres Gehirn.

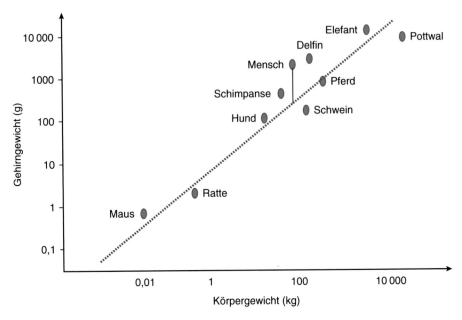

Abb. 1.5 Gehirne von Säugertieren skalieren allometrisch, d. h. der Anstieg des Hirngewichts im Vergleich zum Körpergewicht folgt in einer doppelt logarithmischen Darstellung einer Geraden. Die Grundlage hierfür ist die exponentielle Zunahme des Organgewichts durch biologische Zellteilung (2, 4, 8, 16, 32, usw.). Das mittlere Hirngewicht des Menschen liegt am weitesten oberhalb der Regressionsgeraden, der gestrichelten *best fit*-Linie. Es ist deutlich größer als man es für einen Säuger mit gleichem Körpergewicht erwarten würde. Dieses relative Hirngewicht des Menschen wird von keinem anderen Tier übertroffen, nur einige Delfin- und Tümmler-Arten liegen auch weit oberhalb dieser Linie. Neben dem relativen Hirngewicht ist als weiterer Parameter die absolute Dicke des menschlichen Neocortex im gesamten Tierreich am höchsten (nach Nieuwenhuys, The Central Nervous System of Vertebrates, Springer, 1998)

Wie das Beispiel der Zwergmaus zeigt, ist eine Korrelation des EQ mit der kognitiven Leistungsfähigkeit nicht immer gegeben. Vielmehr muss das relative Hirngewicht im Zusammenhang mit der absoluten Zahl an Nervenzellen in der Hirnrinde als Parameter herangezogen werden, um kognitive Fähigkeiten verschiedener Spezies miteinander vergleichen zu können. Hier zeigt sich insbesondere eine Korrelation mit der Fähigkeit, komplexe soziale Strukturen bilden zu können. Interessanterweise sind die beiden Parameter (Gewicht und Zellzahl) nur schwach miteinander verbunden in Bezug auf die verschiedenen Ordnungen innerhalb der Säugetierfamilie: Während ein zehnfacher Anstieg der Neuronenzahl bei Nagetieren mit einem 35 mal größeren Gehirn einhergeht, sind Primatengehirne mit zehnmal mehr Neuronen nur 11 Mal größer. Das spart Kosten, denn so wird der aufrechte Gang durch den relativ leichteren Kopf nicht erschwert. Außerdem passt der Kopf damit noch

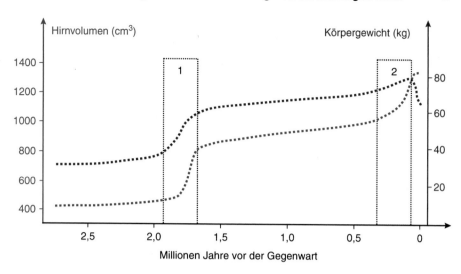

Abb. 1.6 Nicht-linearer Anstieg von Gehirn- und Körpergewicht im Verlauf der menschlichen Entwicklung. Dem ersten explosiven Anstieg vor ca. 1,8 Millionen Jahren (Box 1), der mit dem Beginn der Gattung Homo und fleischreicher Ernährung einhergeht, folgt ein zweiter vor ungefähr 300.000 Jahren, der durch einen rapiden Anstieg des relativen Hirngewichts beim nun vorherrschenden Homo sapiens (2) gekennzeichnet ist (modifizierte Abb. 9.8 aus G. Striedter, Brain Evolution, reproduziert mit Erlaubnis von Oxford Publishing Ltd durch PLSclear). Möglicherweise liegt dem zweiten Anstieg ein verstärkter Kampf um Geschlechtspartner und Ressourcen zugrunde (*intraspecies competition*)

durch den Geburtskanal im weiblichen Becken. Der umgekehrte Vergleich ist auch interessant: Analog zum Menschen mit seinen 86 Milliarden Nervenzellen im Gehirn würde das Hirn eines Nagetiers etwa 35 kg schwer sein müssen!

Unser Gehirn hat sich also in den vergangenen 2–3 Millionen Jahren der Stammesentwicklung (Phylogenese) im Verhältnis zur Körpermasse deutlich vergrößert (blaue Linie in Abb. 1.6). Diese Zunahme an Masse und Zellzahl erfolgte allerdings nicht stetig, sondern in zwei großen Schüben. Obwohl der große Entdecker der biologischen Evolution, Charles Darwin, von einer langsamen, eher linear ansteigenden Entwicklung ausging, wissen wir heute, dass viele Adaptationen sprunghaft erfolgten und dazwischen über Hunderttausende von Jahren nur wenige strukturelle Veränderungen auftraten. Diese Erkenntnis ist als Punktualismus (*punctuated equilibrium*) bekannt.

Den ersten Wachstumsschub gab es vor 1,5 bis 2 Millionen Jahren. Damit benötigte das Gehirn erheblich mehr Energie, was vermuten lässt, dass die Größenzunahme mit dem Beginn der Jagd auf Tiere durch den aufrecht gehenden Menschen (Homo erectus) zusammenhängt. Schon vor 2,5 Millionen Jahren fingen Frühmenschen in Afrika nämlich an, Werkzeuge aus Stein herzustellen, z. B. Raspeln und Äxte. Damit konnte die Energieversorgung von einer primär pflanzlichen auf eine proteinhaltige Ernährung umgestellt werden. Die Aufnahme von gebratenem Fleisch mit sehr hoher Engergiedichte ermöglichte ein rascheres Körper- und Gehirnwachstum als es mit einer rein pflanzlichen Ernährung jemals möglich gewesen wäre.

Das menschliche Gehirn macht nur ungefähr 1–2 % unseres Körpergewichts aus, verbraucht aber mit 20 % der durch Nahrung aufgenommenen Gesamtenergie deutlich mehr. Die in das Gehirn fließende Energie entspricht rund 15 Watt, also etwa soviel wie eine schwache Glühbirne aufnimmt. Von allen anderen Organen ist nur der Magen-Darm-Trakt metabolisch intensiver. Durch den vermehrten Energiebedarf des Gehirns musste also im Lauf der Entwicklung vom Frühmenschen (Australopithecus) zum Homo sapiens auch die Blutversorgung des Gehirns erheblich zunehmen. Tatsächlich ist eine deutliche Vergrößerung der hirnversorgenden Arterien über die Jahrmillionen zu beobachten, denn an fossilen Schädelknochen sind Abdrücke von Gefäßen zu erkennen. Deren Durchtrittsstellen durch die Schädelbasis können vermessen werden. Beim modernen Menschen werden rund 10 ml Blut pro Sekunde in das Gehirn transportiert. Über zwei Drittel der aufgenommen Energieträger (insbesondere Zucker) werden dabei für die Produktion von Botenstoffen, Neurotransmittern, und deren Ausschüttung an den Synapsen benötigt. Die Durchblutung unseres Gehirns ist übrigens relativ konstant, egal ob man wach ist oder schläft, Sport treibt oder schwierige Mathematik-Aufgaben löst.

Dieser besonders durch die Nahrungsumstellung erreichte Vorteil eines größeren und damit leistungsfähigeren Gehirns wurde von Homo erectus genutzt, um immer komplexere Werkzeuge herzustellen. Beispielsweise konnten durch verbesserte Speere größere Tiere getötet werden. Die Ernährungsumstellung führte also zur Hirnvergrößerung und die vermehrte Intelligenz wiederum zu einer effektiveren Jagd. Solche sich gegenseitig bedingenden Entwicklungen stellen in der Evolution einen positiven Rückkoppelungs-Mechanismus (positives *Feedback*) dar, der erhebliche Veränderungen innerhalb weniger tausend Jahre ermöglichte. Er war wohl die entscheidende Triebfeder in der Entwicklung vom Homo erectus zum Homo sapiens.

1.9   Mit dem zweiten Entwicklungsschub erreicht unser Gehirn die Maximalgröße

Bei dem letzten Entwicklungssprung vor rund 300.000 Jahren ging es noch einmal kräftig aufwärts mit unserem Körper- und Gehirngewicht, das vor ca. 100.000 Jahren dann ein Plateau erreichte (die Hirn- und Körpergröße nimmt danach sogar wieder etwas ab, s. Abb. 1.6). Eine offensichtliche Erklärung für das Ende der Größenzunahme des Gehirns ist ein mechanisches Hindernis: Am Ende der Schwangerschaft würde ein Babykopf nicht mehr durch die weibliche Beckenöffnung passen, wenn Gehirn und Schädel weiter anwachsen würden. Eine Lösung dieses Problems wäre, die Beckenöffnung bei der Frau mitwachsen und damit größer werden zu lassen. Dazu gibt es aber detaillierte Berechnungen, die zeigen, dass ein übergroßes Becken die Beweglichkeit einer Frau zu sehr einschränken würde, um beispielsweise im Notfall rasch flüchten zu können.

Neben der Größe des weiblichen Geburtskanals spielt bei dem frühen Geburtstermin auch die maximale Leistungskapazität des Mutterkuchens, der Plazenta, eine wichtige Rolle, da bei längerer Schwangerschaft (ab 10 Monaten) eine Unterversorgung des Fötus droht. Das menschliche Baby kommt daher noch unreif zur Welt. Es ist komplett von der elterlichen Fürsorge abhängig. Außer selbständigem Atmen und Schlucken können wir noch nicht viel bei der Geburt. Besonders in den ersten Lebensjahren finden daher noch erhebliche strukturelle Veränderungen statt, die durch negative Einflüsse von außen aber leicht störbar sind. Erst im vierten Lebensjahr wird das Gehirn Stressoren gegenüber resistenter.

Im sechsten Lebensjahr erreicht das kindliche Gehirn schon etwa 90 % des erwachsenen Gehirngewichts. Der für das autonome Überleben notwendige Volumenzuwachs des zentralen Nervensystems erfolgt also vor allem nachgeburtlich. In der Tat verdreifacht sich das menschliche Hirngewicht noch in der Kindheit. Diese Vergrößerung geht dabei nicht auf eine Neubildung von Nervenzellen zurück, sondern ist auf eine erhebliche Zunahme der Glia und auf die Markscheidenbildung zur schnelleren Leitung der elektrischen Reize zurückzuführen. Außerdem spielt auch die fortwährende lokale Vernetzung der Neurone untereinander eine Rolle.

Beim Vergleich verschiedener Säugetiere nimmt die neuronale Dichte in der Hirnrinde deutlich langsamer ab als das Hirngewicht zunimmt. Anders als bei der Ontogenese muss daher im Verlauf der Phylogenese die Zunahme der Gehirngröße im Erwachsenenalter auf einen Anstieg der Nervenzellzahl zurückzuführen sein (die Größe jeder einzelnen Nervenzelle selbst unterscheidet sich zwischen den meisten Säugern nur unwesentlich). Um Milliarden von Zellen auf einer Fläche von rund einem Viertel Quadratmeter Oberfläche im Kopf unterzubringen, legt sich die Rinde in Falten. Diese starke Auffaltung (Gyrierung) des Neocortex ist insbesondere bei Gehirnen über 10 g Gewicht zu beobachten und erlaubt eine ausgeprägte Oberflächenvergrößerung, ohne dass der Cortex dicker oder der Schädel insgesamt größer werden muss.

Möglicherweise ist die Zunahme von Körper- und Hirngewicht vor 200.000–300.000 Jahren, also ungefähr bei Erscheinen der Gattung Homo sapiens auf der Erde, darauf zurückzuführen, dass größere Individuen bei der Partnerwahl bevorzugt wurden. Damit wären die Gehirne der Kinder aus diesen Beziehungen im Mittel auch größer. Dieser Effekt könnte im Sinne einer positiven Rückkoppelung schnell zu einer Zunahme des Gehirngewichts geführt haben. Der Wettbewerb um die größten und stärksten Partner im Sinne einer Kompetition innerhalb der Art hat vermutlich die jüngste exponentielle Größenzunahme unseres Gehirns hervorgerufen.

Auf den Punkt gebracht

- Unser Gehirn hat sich im Verlauf der Stammesentwicklung deutlich vergrößert.
- Diese Gewichtszunahme verlief nicht stetig. Dem ersten Anstieg vor etwa 1,8 Millionen Jahren folgte ein zweiter vor ungefähr 300.000 Jahren.
- Unser Hirngewicht ist 7–8 Mal höher als es bei jeder anderen Säugerart mit einem vergleichbaren Körpergewicht zu erwarten wäre.
- Menschen haben nicht das größte Gehirn aller Säuger, aber den breitesten Neocortex, um möglichst viele Neurone unterzubringen und miteinander zu vernetzen.
- Obwohl das Gehirn nur 2 % unseres Körpergewichts ausmacht, verbraucht es 20 % der durch Nahrung aufgenommenen Energie.

1.10 Neuronale Stammzellen bleiben lange teilungsfähig

Wie schafft es die Natur eigentlich, unsere embryonale und nachgeburtliche Entwicklung im Vergleich zu anderen Säugern zu verlängern und insbesondere die Hirnrinde so stark anwachsen zu lassen? Der wichtigste Unterschied besteht darin, dass die neuronalen Stammzellen sich häufiger teilen können. Das bedingt eine erhebliche Vermehrung der aus diesen Zellen entstehenden neuronalen Vorläufer (Progenitorzellen). Somit werden die spät in der Embryogenese angelegten Hirnteile aus einem größeren Pool von Stammzellen gebildet als früher fertiggestellte Hirnregionen. Erstere müssen daher gegenüber letzteren deutlich größer werden (nach der von Finlay und Darlington beschriebenen Regel *late equals large*). Dadurch überdeckt der Neocortex praktisch alle anderen, in der Entwicklung zuerst angelegten Anteile des Stammhirns.

Die intrinsischen Faktoren, die uns ein größeres Gehirn und damit eine größere Zahl von Neuronen in unserer Gehirnrinde ermöglicht haben, betreffen insbesondere Gene in den neuronalen Stammzellen. Als sich in der Stammesentwicklung die Menschenaffen (Gorilla, Orang-Utan, Schimpanse) von uns Menschen, auch Homininen genannt, trennten, tauchte eine Genduplikation (ARHGAP11B) auf, die die Teilungsrate der Vorläuferzellen erhöhte und so zu einer Expansion insbesondere des Neocortex führte. Dieses ist ein gutes Beispiel für die Bedeutung von Genverdoppelungen im Rahmen der Evolution des Menschen, also der Zuweisung einer neuen Funktion zu einem Duplikat eines existierenden Gens. Die treibende Kraft in der Stammesentwicklung ist also nicht primär die Mutation eines Gens, die ja in der Regel die Funktion des resultierenden Proteins beeinträchtigt, sondern vielmehr die Vermehrung von existierenden Genen. Andere entscheidende Veränderungen hat es auch bei der Entwicklung der neuronalen Fortsätze (Axone und Dendriten) sowie bei der Neurotransmission gegeben. Es wird vermutet, dass 40–50 % unserer kognitiven Intelligenz genetisch bedingt ist. Die andere Hälfte wäre demnach erst nachgeburtlich durch Lernen und kulturellen Einfluss erworben.

Für das Verständnis von Hirnerkrankungen, die ich im nächsten Kapitel bespreche, ist es insbesondere wichtig, dass die neuronalen Progenitorzellen – ähnlich wie beim Herzmuskel – praktisch nur während der Entwicklung teilungsfähig sind. Die Evolution hat hier keine Mechanismen hervorgebracht, die eine Re-Aktivierung von Stammzellen im Herz oder im Gehirn in einem Ausmaß erlauben würden, um zerstörte Nerven- oder Herzmuskelzellen vollständig zu ersetzen. Warum das so ist, ist bis heute nicht vollständig geklärt, denn es wäre in der Evolution offensichtlich ein Vorteil, wenn abgestorbenes Gewebe rasch wieder neu aufgebaut werden könnte.

Eine mögliche Erklärung ist, dass nach Abschluss der Hirnentwicklung neu gebildete Nervenzellen im menschlichen Gehirn keine Chance mehr haben, unter den Milliarden von möglichen Partnern die korrekten Zielzellen wiederzufinden (beim Herzen wäre das allerdings kein Problem). In Bezug auf das Gehirn gehen einige Hirnforscher heute davon aus, dass der Verlust regenerativer Mechanismen beim Menschen sogar evolutionär sinnvoll war, um im erwachsenen Gehirn das Risiko von fehlerhaften neuronalen Verbindungen zu reduzieren. Wenn das Fortsatzwachstum im menschlichen Gehirn nach der Kindheit nicht gestoppt werden würde, könnten elementare Funktionen und gelernte Bewegungsprogramme erheblich beeinträchtigt werden. Diese Hypothese würde erklären, warum in der Evolution der Primaten Regenerations-hemmende Gene im ZNS positiv selektiert wurden, da sie offenbar für das langfristige Überleben der meisten Individuen von Vorteil waren.

1.11 Der Stirnlappen ist besonders wichtig für höhere Hirnleistungen

Durch die Verlängerung der Embryogenese und Steigerung der Proliferations-rate von Vorläuferzellen wird eine hohe Anzahl von Neuronen zur Verfügung gestellt, die uns im Unterschied zu anderen Primaten spezifisch menschliches Verhalten ermöglichen. Es wurden also über Jahrmillionen die anatomischen Voraussetzungen dafür geschaffen, dass vor erst 50.000 bis 80.000 Jahren eine aufwendige und höchst komplexe Symbolsprache entwickelt werden konnte, die es in dieser Form nur beim Menschen gibt. Im Frontallappen regulieren größere Cortex-Areale die Aktivität unserer Gesichts- und Sprechmuskeln sowie die Arm- und Handmuskeln. Sie steuern damit die so bedeutsame ver-bale, aber auch die non-verbale Kommunikation, die unseren sozialen Inter-aktionen ganz wesentlich zugrunde liegt.

Diese phylogenetisch junge Entwicklung lässt sich an datierbaren Höhlen-malereien und aufgefundenem Körperschmuck festmachen, die den un-gefähren Beginn der Symbolisierung markieren, also der Doppelung von Objekten durch Laute und Worte. Ebenso spielt die Einführung von Zahlen und die Möglichkeit der langfristigen Abspeicherung von Worten und Zah-len im expliziten Gedächtnis eine wichtige Rolle. Dieser Schritt in der kog-nitiven Entwicklung war der alles Entscheidende: Damit wurde jenseits der Gefühlswelt eine bewusste Gedankenwelt hinsichtlich der Planung von zu-künftigen Aktionen aufgebaut, da die Objekte nicht nur gesehen und ge-dacht, sondern auch benannt und damit kommuniziert werden konnten. Es begann der Höhenflug des Lernens durch **Zuhören**, das das bis dahin vor-herrschende **Zusehen** als primäre Art der Informationsweitergabe ablöste bzw. ergänzte. Von einigen Patienten, denen die Möglichkeit zur Kommuni-kation durch Verlust der Sprache oder durch Lähmung eines Gesichtsnerven, der die Mimik steuert, verloren geht, wissen wir, dass sie hypothetisch als Preis für die Wiederherstellung von Hörfunktionen sogar eine Erblindung in Kauf nehmen würden.

Die verbale Kommunikation als Grundlage des Lernens komplexer Zu-sammenhänge und von gewinnbringender Teamarbeit begründet eine Sonder-stellung des Menschen im Tierreich. Die zweifellos vorhandenen Interaktions-möglichkeiten bei anderen Tierarten sind weitaus weniger ausgeprägt, obwohl auch ihre Gehirne über Jahrmillionen teilweise eine deutliche Volumenver-größerung und Re-Organisation erfahren haben. Entscheidend aber ist der

Unterschied in der Anzahl von Nervenzellen und in ihrer synaptischen Verschaltung insbesondere im Neocortex, der fast das ganze Gehirn überdeckt und rund 80 % des Hirngewichtes ausmacht, obwohl er nur 20 % aller Nervenzellen enthält.

Dieses Verhältnis allein begründet aber nicht die Sonderstellung des Menschen. Es ist, wie oben diskutiert, bei vielen Tieren ähnlich, und der Mensch hat insgesamt etwa diejenige Anzahl von Neuronen, die für ein Primatengehirn seiner Körpergöße zu erwarten wäre. Es benötigt also keine irgendwie geartete höhere Macht, keinen Gott oder *intelligent designer*, um uns Menschen von den Tieren abzuheben. Es ist ausschließlich Darwin's Evolutionstheorie, die völlig ausreicht, um unser Gehirn und damit auch unsere kognitiven Fähigkeiten in ihrer Gesamtheit zu verstehen. Leider hat die Evolution bis heute keinen Mechanismus hervorgebracht, der uns vor dem Abbau von Nervenzellen im hohen Alter oder vor neurodegenerativen Erkrankungen bewahrt. Das hat wesentlich mit der Tatsache zu tun, dass es in der Evolution primär auf Reproduktion und nicht auf Krankheitsvermeidung jenseits des Reproduktionsalters ankommt. Darauf werde ich im zweiten Kapitel genauer eingehen.

Unsere Kommunikationsfähigkeiten werden wesentlich durch den Stirnlappen (Frontallappen) bestimmt, in dem sich die größte Zahl von kortikalen Nervenzellen findet. Hier liegt mehr als ein Drittel des gesamten Cortex und auch das relativ größte Volumen an darunter liegender weißer Substanz, in der die axonalen Verbindungen zwischen Neuronen verlaufen. Auffällig ist im Unterschied zu anderen Primaten besonders die hohe Zahl an Nervenzellen in ganz bestimmten frontalen Cortexbereichen, z. B. in der Area 10. Der Arzt und Anatom Korbinian Brodmann (1868–1918) hat vor über 100 Jahren aufgrund histologischer Unterschiede den Cortex in verschiedene Felder (Areae) unterteilt. Diese Einteilung wird auch heute noch von Ärzten und Forschern verwendet. Dabei sind der ganz vorn liegende Präfrontalcortex und die unten im orbitalen Frontallappen (über den Augenhöhlen) liegenden Rindenareale von zentraler Bedeutung (Abb. 1.7). Im dorsolateralen Präfrontalcortex befindet sich unser Arbeitsgedächtnis. Es ist beim Menschen im Vergleich zu anderen Säugern groß (aber nicht unerwartet groß in Bezug auf die Vergrößerung des Gehirns insgesamt). Da dieser Bereich beim Menschen fast doppelt so viel Raum einnimmt wie bei unserem nächsten Verwandten, dem Schimpansen, ist es naheliegend, in der präfrontalen Rinde nach einem neuroanatomischen Korrelat höherer kognitiver Funktionen zu suchen.

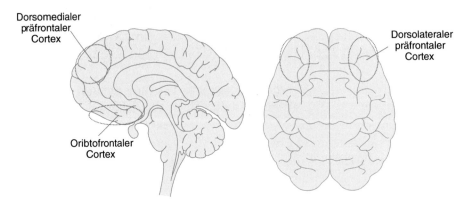

Abb. 1.7 Blick auf das in der Mittellinie aufgeschnittene Gehirn (Median-Sagittalschnitt links) und von oben (rechts). Die für spezifisch menschliche Eigenschaften relevanten Areale des Neocortex sind umrandet. In der dorsolateral (oben seitlich) gelegenen Region des präfrontalen Cortex befindet sich das Arbeitsgedächtnis mit vielen Nervenzellen, die bei unser Handlungsplanung und Entscheidungsfindung eine wichtige Rolle spielen. Durch den dorsomedialen Cortex hindurch verlaufen diverse neuronale Netze, die unser Sozialverhalten (Empathie, Altruismus) bestimmen und die Viszeromotorik, besonders den Kreislauf, beeinflussen. Spezifische Charaktereigenschaften, die Emotionen aus dem limbischen System mit den rational-kognitiven Funktionen des Frontallappens verbinden, werden im orbitofrontalen Cortex kodiert. Bei einer Störung hier finden sich Antriebsarmut, aber auch Enthemmungen (z. B. in Form der Witzelsucht)

1.12 Die präfrontale Rinde kodiert spezifisch menschliche Eigenschaften

Vom präfrontalen Cortex aus werden entwicklungsgeschichtlich alte, reflexhafte Verhaltensweisen unterdrückt. Menschen werden dadurch in die Lage versetzt, akute Bedürfnisse zurückzustellen und in die Zukunft hinein ihr Verhalten zu planen. Die Möglichkeit, das bei den Tieren noch weitgehend vollautomatisch ablaufende Verhalten anhalten zu können, verschafft dem Menschen Zeit, um alternative Ansätze für komplexe Probleme zu suchen, die vielleicht eine andere Lösung benötigen als jene, der man intuitiv den Vorzug geben würde. So kann bei akuter Gefahr das angeborene bzw. früh gelernte Verhalten noch vor der Ausführung unterbrochen werden. Während beispielsweise Affen alle in die gleiche Richtung weglaufen, wenn sie durch den Schrei eines einzelnen Tieres aus der Gruppe vor einem Angreifer gewarnt werden, zeigen Menschen dieses uniforme Verhalten nicht. Manche von uns werden aufgrund eines Warnsignals kurz innehalten und überlegen, ob es vielleicht einen besseren Fluchtweg gibt als denjenigen, der durch eine bestimmte, in der Hierarchie oft oben stehende Person vorgegeben wird. Diese Funktion übernimmt der präfrontale Cortex. Wir müssen uns klar machen, dass wir genetisch alle von diesen intelligenteren Menschen abstammen, die mithilfe ihrer präfrontalen Neurone in kritischen Situationen die bessere Entscheidung getroffen haben.

Alle Primaten verlieren bei Schäden in der Präfrontalregion die Fähigkeit, unkonventionell zu denken. So können Affen mit Verletzungen in diesem Bereich Bananen, die hinter einer transparenten Wand sichtbar sind, nicht mehr dahinter hervorholen, sondern sie beginnen mit der Hand gegen die Wand zu stoßen. Dieses „um-die-Ecke-denken" erledigen gesunde Affen wie auch wir Menschen eigentlich ohne Probleme. Unkonventionelles Verhalten zeichnet sich also nicht durch die Wahl des einfachsten, sondern des langfristig vielversprechendsten Weges aus. Es ist eine phylogenetisch junge Eigenschaft, die nicht nur bei Primaten und Elefanten, sondern auch bei einigen Vogelarten beobachtet wurde. Beispielsweise kommen Krähen auf die Idee, aus einem geraden Draht einen Haken zu formen, mit dem Futter-Pellets aus einer engen Röhre herausgeholt werden können (eine wahrlich unkonventionelle Art an Futter zu kommen). Diese Komplexität setzt eine gewisse Mindestmenge von Nervenzellen voraus. Tatsächlich enthält das Vogelhirn bei gleichem Gewicht etwa doppelt so viele Nervenzellen im Vergleich zu Primaten, die auch wesentlich dichter gepackt sind.

Der Präfrontalcortex ermöglicht also das berühmte *outside-the-box*-Denken. Wir sind im Unterschied zu den meisten Tierarten besonders gut darin zuzuwarten, zu überlegen und akute Bedürfnisse wie Hunger und Durst zurückstellen, um uns alternative Verhaltensstrategien zu überlegen, die langfristig Vorteile verschaffen. Im Zusammenspiel mit anderen Cortexarealen und tiefer liegenden Hirnstrukturen ermöglicht der präfrontale Cortex uns eine neue Form biologischer Intelligenz, die dadurch definiert ist, daß in unserem Gehirn Raum-Zeit-Informationen über unterschiedlichste Objekte gesammelt und miteinander verknüpft werden. Das erlaubt es, Pläne zu schmieden, deren potentielles Ergebnis wir vor der letztlich zu setzenden Handlung noch einmal „im Geiste" überprüfen können. Auch ermöglichen uns einige der präfrontalen Cortexareale, rücksichtsvoll und empathisch zu agieren. Damit entsteht sozialadäquates und emotional intelligentes Verhalten, das der gesamten Gruppe Vorteile verschafft. Allerdings gestatten diese in der Evolution neu hinzugewonnenen Fähigkeiten dem Menschen auch, seine Umgebung auf eine Art zu beeinflussen, die den Fortbestand der gesamten menschlichen Existenz in Frage stellt (in der Gegenwart beispielsweise durch das Herbeiführen von Klimakatastrophen oder Atomwaffenexplosionen).

Offenbar gilt in Bezug auf die Neuronenzahl die Regel „viel hilft viel", denn das menschliche Gehirn macht uns zur überlegenen Spezies auf diesem Erdball, zumindest wenn man Überlegenheit nach Kriterien bewertet wie: Wer kann komplexe soziologische Strukturen oder politische Systeme entwickeln? Wer überlebt bei −50° und +50° Außentemperatur? Wer baut ein 800 m hohes Haus mit 160 nutzbaren Etagen? Der Burj Khalifa in Dubai ist tatsächlich so groß.

1.13 Hirnleistungen im Vergleich

Ich habe in diesem Kapitel versucht darzustellen, dass die über viele Jahrtausende erworbenen und von Generation zu Generation weitergegebenen Fähigkeiten an eine breite Hirnrinde gekoppelt sind, die beim Menschen etwa 16 Milliarden mehrfach geschichteter und komplex miteinander verbundener Nervenzellen enthält. In diesem Zusammenhang sollte einmal klargestellt werden, dass in unserem Gehirn nicht nur 10 % aller Neurone benötigt werden, wie man in der populärwissenschaftlichen Literatur immer wieder lesen kann. Das Gegenteil ist der Fall, d. h. die nach Abschluss der Entwicklung vorhandenen Nervenzellen sind praktisch alle in funktionell relevante neuronale Netze eingebunden. Es würde übrigens auch keinen Sinn machen, 90 % nicht benötigter Hirnsubstanz unnötigerweise mit Energie zu versorgen.

Gibt es Unterschiede zwischen den Geschlechtern? Interessanterweise ist der männliche Neocortex etwas größer und enthält mehr Neurone als der weibliche. Es muss aber gesagt werden, dass bei den heute lebenden Menschen die Gehirngröße oder das Cortexvolumen nicht mit den allgemein kognitiven Fähigkeiten korreliert. Sogar das Gehirn von Albert Einstein zeigte in dieser Hinsicht keine besonderen Auffälligkeiten. Wir gehen heute davon aus, dass bei normaler Variation der Anzahl von Neuronen die genetisch angelegte und durch Lernen veränderte Anzahl und Stärke synaptischer Verbindungen, also die neuronale Vernetzung, den entscheidenden Unterschied zwischen menschlichen Gehirnen ausmacht.

Die Zunahme der Vernetzung von Nervenzellen untereinander scheint aber nicht das einzige Kriterium zu sein, um hohe kognitive Leistungen zu erreichen. Wir haben im Verlauf der Phylogenese in manchen Gehirnarealen sogar eine besondere Spezialisierung erfahren. Beispielsweise projiziert der unserer Sehrinde vorgeschaltete Bereich im Zwischenhirn, der laterale Kniekörper, bei Primaten hauptsächlich zum visuellen Cortex im Hinterhauptslappen, wohingegen bei Katzen und anderen Säugetieren viele verschiedene Cortexareale von dieser Region aus angesteuert werden. Ähnliches gilt für die thalamo-kortikalen Projektionen der allgemeinen Oberflächenempfindungen, der Somatosensibilität. Es hat also im Rahmen der Hirnentwicklung, jedenfalls in bestimmten Hirnbereichen, eine Reduktion der Konnektivität stattgefunden, so dass die parallele Prozessierung von Signalen durch eine serielle Datenverarbeitung ersetzt wurde.

In anderen Hirnarealen wiederum hat aber die Zahl der neuronalen Verbindungen deutlich zugenommen. Das ist insbesondere im Neocortex der Fall, der sich dadurch mit subkortikal gelegenen Kerngebieten immer stärker vernetzen konnte. Dieser Zusammenhang ist als Deacon'sche Regel bekannt (*large equals well-connected*). Dabei sind bei Primaten im Vergleich zu anderen Vertebraten insbesondere die zahlreichen direkten Verbindungen des motorischen Neocortex zu den Nervenzellen im Rückenmark hervorzuheben, die für Hand- und Fingerbewegungen zuständig sind. Daneben hat im Verlauf der Phylogenese auch die direkte Ansteuerung von Nuclei im Hirnstamm durch Cortexneurone deutlich zugenommen. Insbesondere betrifft das unsere Sprechwerkzeuge, also diejenigen Nervenzellen, die Gesichts- und Kaumuskeln sowie die Zunge und Kehlkopfmuskeln innervieren.

Diese Entwicklung hin zu einzeln kontrollierbaren, hintereinander geschalteten Netzwerken macht viele Systeme besonders verletzlich. So kann die Zerstörung nur eines Knotenpunktes im Netz zur Folge haben, dass die gesamte Funktionalität ausfällt. In der Tat sind nach Cortexläsionen bei Nagetieren die Ausfälle deutlich geringer ausgeprägt als bei Menschen oder Affen. Dazu trägt auch die verstärkte funktionelle Spezialisierung der beiden Hemisphären bei. Menschliche Gehirne sind besonders asymmetrisch angelegt und die im Balken verlaufenden Verbindungen reduziert gegenüber anderen Wirbeltieren. Die hohe Spezialisierung unserer Gehirnrinde erlaubt daher die Ausbildung komplexerer und besser steuerbarer motorischer Programme bei höherer Empfindlichkeit, da weniger Doppelgleisigkeiten angelegt werden. Damit geht ein erhöhtes Risiko für einen Ausfall einher, wie wir im folgenden Kapitel sehen werden.

Auf den Punkt gebracht

- Erst vor 50.000 bis 80.000 Jahren entwickelte der Mensch eine komplexe Symbolsprache, die die entscheidende Voraussetzung für höhere kognitive Leistungen darstellt.
- Im dorsolateralen Präfrontalcortex befindet sich das Arbeitsgedächtnis. Diese Region spielt bei unserer Handlungsplanung und Entscheidungsfindung eine wichtige Rolle.
- Im dorsomedialen Cortex lokalisierte Module beeinflussen insbesondere das Sozialverhalten (Empathie, Altruismus) und vegetativ-autonome Funktionen.
- Die Verbindung von Emotionen mit rational-kognitiven Funktionen erfolgt im orbitofrontalen Cortex.
- Die wichtigste Funktion des präfrontalen Cortex ist es, automatisch-reflexhafte Verhaltensweisen zu unterdrücken. Dadurch werden wir in die Lage versetzt, akute Bedürfnisse zurückzustellen und alternative Planungen anzustellen.

Weiterführende Literatur

Briscoe SD, Ragsdale CW (2018) Homology, neocortex, and the evolution of developmental mechanisms. Science 362:190–193

Cadwell CR, Bhaduri A, Mostajo-Radji MA, Keefe MG, Nowakowski TJ (2019) Development and arealization of the cerebral cortex. Neuron 103:980–1004

Charvet CJ, Striedter GF, Finlay BL (2011) Evo-devo and brain scaling: candidate developmental mechanisms for variation and constancy in vertebrate brain evolution. Brain Behav Evol 78:248–257

Esteves M, Lopes SS, Almeida A, Sousa N, Leite-Almeida H (2020) Unmasking the relevance of hemispheric asymmetries – break on through (to the other side). Prog Neurobiol 192:101823

García-Moreno F, Molnár Z (2020) Variations of telencephalic development that paved the way for neocortical evolution. Prog Neurobiol 194:101865

González-Forero M, Gardner A (2018) Inference of ecological and social drivers of human brain-size evolution. Nature 557:554–557

Hagoort P (2019) The neurobiology of language beyond single-word processing. Science 366:55–58

Herculano-Houzel S (2020) Birds do have a brain cortex – and think. Science 369:1567–1568

Jarvis ED (2019) Evolution of vocal learning and spoken language. Science 366:50–54

Krubitzer L, Dooley JC (2013) Cortical plasticity within and across lifetimes: how can development inform us about phenotypic transformations? Front Hum Neurosci 7:620

Manger PR (2006) An examination of cetacean brain structure with a novel hypothesis correlating thermogenesis to the evolution of a big brain. Biol Rev 81:293–338

McGowan LD, Alaama RA, Freise AC, Huang JC, Charvet CJ, Striedter GF (2012) Expansion, folding, and abnormal lamination of the chick optic tectum after intraventricular injections of FGF2. Proc Natl Acad Sci 109:10640–10646

Moreno-Jiménez EP, Flor-García M, Terreros-Roncal J, Rábano A et al (2019) Adult hippocampal neurogenesis is abundant in neurologically healthy subjects and drops sharply in patients with Alzheimer's disease. Nat Med 25:554–560

Němec P, Osten P (2020) The evolution of brain structure captured in stereotyped cell count and cell type distributions. Curr Opin Neurobiol 60:176–183

Pennisi E (2019) How life blossomed after the dinosaurs died. Science 366:409–409

Reardon PK, Seidlitz J, Vandekar S, Liu S et al (2018) Normative brain size variation and brain shape diversity in humans. Science 360:1222–1227

Scott SK (2019) From speech and talkers to the social world: the neural processing of human spoken language. Science 366:58–62

Snyder JS (2019) Recalibrating the relevance of adult neurogenesis. Trends Neurosci 42:164–178

Stacho M, Herold C, Rook N, Wagner H, Axer M, Amunts K, Güntürkün O (2020) A cortex-like canonical circuit in the avian forebrain. Science 369:eabc5534

Striedter GF, Srinivasan S, Monuki ES (2015) Cortical folding: when, where, how, and why? Annu Rev Neurosci 38:291–307

Tosches MA, Yamawaki TM, Naumann RK, Jacobi AA, Tushev G, Laurent G (2018) Evolution of pallium, hippocampus, and cortical cell types revealed by single-cell transcriptomics in reptiles. Science 360:881–888

2

Altern und neurodegenerative Erkrankungen – warum gehen Nervenzellen verloren?

Inhaltsverzeichnis

Im ersten Kapitel habe ich versucht zu erklären, warum wir möglichst viele Nervenzellen in unserem Gehirn benötigen. Dabei stand der entwicklungsgeschichtlich jüngste Teil der Rinde, der Neocortex, im Vordergrund. Im Cortex des Menschen haben sich über die Jahrmillionen viele neue Areale gebildet, die es bei den meisten Tierarten gar nicht gibt. Es sind also durch Vermehrung der neuronalen Vorläuferzellen und daraus resultierender Addition von Nervenzellen viele neue Schaltstellen entstanden, die immer höhere geistige Leistungen ermöglichen.

Die insbesondere im Frontallappen gelegenen Neurone spielen dabei eine Schlüsselrolle in denjenigen neuronalen Netzen, die spezifisch menschliche Fähigkeiten hervorbringen, beispielsweise das Sprechen und die nichtsprachliche Kommunikation insbesondere über die mimische Muskulatur. Weiterhin unterscheiden uns die Impulskontrolle und das vorausschauende Planen von den Tieren. Ein Untergang der für diese Aufgaben notwendigen

© Der/die Autor(en), exklusiv lizenziert durch Springer-Verlag GmbH, DE, ein Teil von Springer Nature 2021
L. P. Klimaschewski, *Parkinson und Alzheimer heute*,
https://doi.org/10.1007/978-3-662-63392-2_2

Zellen im Alter oder bei neurodegenerativen Erkrankungen führt zu entsprechenden Ausfällen, die es uns teilweise unmöglich machen, in dieser Welt zu bestehen. Wir verlieren unsere Selbständigkeit im Alltag und sind auf Fremdbetreuung angewiesen. Obwohl die Nervenzellen in der Hirnrinde ihre Arbeit normalerweise ein ganzes Leben lang verrichten, gehen sie bei der Alzheimer-Krankheit zu früh zugrunde. Aber auch Parkinson-Patienten wünschen sich oft nichts mehr zurück als die Neurone in ihrem Hirnstamm, damit sie ihre Gesichts- und Körper-Muskulatur wieder wie gewohnt ansteuern können.

In diesem Kapitel soll insbesondere der Frage nachgegangen werden, warum und auf welche Art und Weise Nervenzellen überhaupt absterben. Dabei stehen neben dem natürlichen Alterungsprozess die beiden wichtigsten neurodegenerativen Erkankungen, der Morbus Parkinson und der Morbus Alzheimer, im Vordergrund. Beide haben eine enorme gesellschaftliche Bedeutung: Allein in Deutschland wird die Zahl dieser Patienten bis Mitte des Jahrhunderts auf über drei Millionen ansteigen.

2.1   Der normale Alterungsprozess

Wir werden immer älter. Lag die mittlere Lebenserwartung vor einem Jahrhundert noch bei 50 Jahren, so ist sie heute in den hochentwickelten Ländern schon bei über 90 Jahren. Die Gründe hierfür liegen insbesondere in der erfolgreichen Seuchenbekämpfung durch Impfungen sowie deutlich verbesserter Hygiene und Ernährung. Auch hat die Entwicklung der Antibiotika maßgeblich zur wirkungsvollen Bekämpfung von Infektionskrankheiten beigetragen. Eine breite Versorgung der Bevölkerung sichert diese bis heute anhaltende Entwicklung in vielen Ländern der Erde. Die demographischen Analysten berechnen daher eine Verdoppelung der Zahl von Menschen über 65 bis 2030 in den meisten Industrieländern. Im Jahr 2050 werden laut Weltgesundheitsbehörde (WHO) rund 2 Milliarden Menschen auf der Erde über 60 Jahre alt sein, davon viele über 85 Jahre, die damit die anteilig am stärksten wachsende Bevölkerungsgruppe darstellt.

Es muss also von einer erheblichen Zunahme der alterungsbedingten körperlichen und geistigen Krankheiten ausgegangen werden. Das betrifft Gedächtnisstörungen bis hin zur Demenz genauso wie degenerative Gelenk- und Knochenerkrankungen. Aber warum altern wir überhaupt? Eine Erklärung findet sich wieder in der Evolution des Menschen, denn nur wenige Menschen wurden in der Vergangenheit älter als 80 Jahre. Wichtig für das Verständnis von Altern im Allgemeinen ist, dass nach vielen Lebensjahren die meisten Säugetiere ihren Nachkommen keinen entscheidenden Vorteil mehr in Bezug auf deren Reproduktion verschaffen können. Es sind ab einem gewissen Alter ja die eigenen Kinder, die sich um die Urenkel kümmern. Wenn die Enkel über 25 Jahre alt sind, greift die Evolution nicht mehr. Es gibt zwar einen „Großmutter-Effekt", aber leider keinen „Urgroßmutter-Effekt" (obwohl Urgroßeltern zur Verbreitung von Wissen beitragen können). Es wurden im Rahmen der menschlichen Evolution einfach keine Gene selektioniert, die Langlebigkeit über 70–80 Jahre hinaus garantieren. Der sehr alte Organismus kann im evolutionären Sinne sogar zum Konkurrenten der Jüngeren werden beim täglichen Kampf um Nahrungsmittel und Lebensraum. Es baute sich also im Lauf der Jahrmillionen kein positiver Selektionsdruck auf den sehr alten Säuger-Organismus auf, wie wir es im ersten Kapitel bei jüngeren Menschen in Bezug auf die Gehirnentwicklung gesehen haben. Das Gegenteil ist der Fall. Es findet sich ein negativer Selektionsdruck aufgrund der Knappheit an Ressourcen.

Grundsätzlich kann bei optimalen genetischen Voraussetzungen und guten Umweltbedingungen unser Gehirn auch nach 100 Jahren noch relativ gut funktionieren. Nach 120–130 Jahren gibt es dann aber wohl prinzipiell keine Möglichkeit mehr, den naturgegebenen Verfall aufzuhalten. Der bisher älteste Mensch, die Französin Jeanne Louise Calment, starb 1997. Sie wurde 122 Jahre und 164 Tage alt. Neben den Einschränkungen der Beweglichkeit und des Erinnerungsvermögens werden bei älteren Menschen oft Defizite im Bereich der Sinnesfunktionen sowie bei Konzentrationsfähigkeit und Aufmerksamkeit beobachtet. Diese *executive functions*, die höheren kognitiven Funktionen, sind verlangsamt und nicht mehr vollständig abrufbar. Es sind also ihre Fähigkeiten zur raschen Anpassung an veränderte Umgebungen eingeschränkt. Dabei bestehen enorme Unterschiede zwischen Menschen derselben Altersstufe. Die „kristalline" Intelligenz, also unsere von Wissen und Erfahrung geprägten kognitiven Funktionen, kann demgegenüber auch im Alter noch sehr gut erhalten sein. Diese Tatsache stimmt uns optimistisch, denn es muss daher Wege zu geistiger Frische auch im höheren Alter noch geben.

Offenbar ist hierfür aber eine besondere genetische Ausstattung notwendig. Wenn die genetisch determinierten Voraussetzungen günstig sind, ist es möglich, den beginnenden Abbau von Nervenzellen und ihrer Verbindungen durch eigenes Zutun um viele Jahre zu verzögern. Dazu zählt neben der Beachtung der klassischen Lifestyle-Faktoren (viel Bewegung, ausgewogene Ernährung, wenig Alkohol, kein Nikotin) insbesondere eine hohe geistige Aktivität. Ich werde im dritten Kapitel noch ausführlicher darauf eingehen. Es ist auffällig, dass der Trainingseffekt intellektueller Anstrengung durchaus mit sportlichen *Workouts* vergleichbar ist. Er hält sogar länger vor, wenn wir schon in der Jugend geistig rege waren.

Um das Gehirn für das Alter so fit wie möglich zu machen, sollte man im Kindes- und Jugendalter also schon möglichst viel lesen und sich über anregende Inhalte mit anderen Menschen intensiv austauschen. Heute wissen wir, dass die Effekte dieser früh einsetzenden, kontinuierlichen geistigen und interaktiven Arbeit auf die Beschaffenheit unserer neuronalen Netze in der Gehirnrinde stark sind und durch keine irgendwie von außen zugeführten Substanzen, beispielsweise die derzeit beliebten *memory enhancer*, erreicht werden können. Wir haben eine große kognitive Reserve, die durch Einüben komplexer und kreativer Fähigkeiten, z. B. dem Erlernen einer neuen Sprache oder eines Musikinstruments, auch im Alter noch erhalten und ausgebaut werden kann.

Auf den Punkt gebracht

- Im Jahr 2050 werden 2 Milliarden Menschen auf der Erde über 60 Jahre alt sein, davon viele über 85 Jahre.
- Die Natur hat uns eine genetische Grundausstattung mitgegeben, die ein maximales Lebensalter von 120–130 Jahren vorprogrammiert.
- Unsere von Wissen und Erfahrung geprägte Intelligenz kann bis in das hohe Alter hinein voll erhalten sein.
- Dafür ist neben körperlicher Bewegung und ausgewogener Ernährung eine hohe geistige Aktivität erforderlich, die so früh wie möglich im Leben beginnen sollte.

2.1.1 Mechanismen der zellulären Alterung

Wie andere Zellen auch, gehen unsere Nervenzellen verloren. Schon nach dem 20. Geburtstag verlieren wir täglich mindestens 1000 Nervenzellen (andere Schätzungen gehen von einem Verlust von bis zu 100.000 Neuronen pro Tag aus). Viele Neurone schrumpfen im Alter, ihr Zellkörper nimmt an Volumen deutlich ab. Damit geht eine Einschränkung zellulärer Funktionen einher, die aber im Unterschied zum Zelltod reversibel ist. Die der Seneszenz zugrundeliegenden molekularen und genetischen Mechanismen werden derzeit intensiv beforscht. Die bisher vorliegenden Ergebnisse zeigen, dass die Zellalterung in erster Linie auf einer Anhäufung von irreparablen Mutationen in der mitochondrialen und nukleären Erbsubstanz, der Desoxyribonukeinsäure (DNA), beruht. Neurone sind als postmitotische Zellen dafür besonders empfindlich, da sie sich nicht mehr teilen und ihre DNA daher auch nicht mehr vermehren können wie teilungsfähige Zellen.

DNA-Telomere bestimmen die Anzahl von Zellteilungen

Eine weitere Ursache der Alterung liegt in der Verkürzung der Telomere begründet. Dabei handelt es sich um DNA-Abschnitte am Ende der Erbgutfäden (Chromosomen), die keine genetische Information enthalten, sondern die DNA vor Abbau schützen (Abb. 2.1). Sie werden bei jeder Zellteilung etwas kürzer. Wie bei einer abbrennenden Kerze nimmt die Länge der Telomere in sich teilenden Zellen also stetig ab. Davon ist auch die Glia im Gehirn betroffen, nicht aber die postmitotischen Neurone. Die Telomerenlänge wird in Basenpaaren (DNA-Einheiten) gemessen. Neugeborene weisen eine Telomerlänge von rund 10.000 Basenpaaren auf, ein über Vierzigjähriger hat schon etwa ein Drittel weniger, bei über Sechzigjährigen finden sich nur noch ca. 5000 Basenpaare. Da ab einer kritischen Telomer-Länge die Zelle sich nicht mehr teilen kann, sondern in den programmierten Zelltod übergeht (siehe unten), hat die Natur hier in allen teilungsfähigen Zellen einen

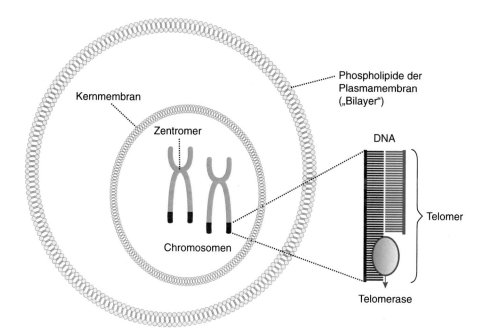

Abb. 2.1 Schematische Darstellung einer Zelle mit Zellkern. Beide werden von einer Phospholipid-Doppelmembran umgeben. Im Zellkern befinden sich die Chromosomen (Erbgutfäden). Sie bestehen aus jeweils zwei, am Zentromer zusammengehaltenen Armen (Chromatiden) und enthalten die Erbsubstanz (DNA). Telomere bilden die Enden der Chromosomen. Sie ähneln den versiegelten Enden eines Schnürsenkels. Bei jeder Zellteilung verkürzen sie sich, können aber durch die Telomerase auch wieder repariert werden

Alterungsmechanismus fix eingebaut. Allerdings gibt es auch die Möglichkeit einer Reparatur: Insbesondere in epithelialen und lymphatischen Zellen findet sich ein Enzym, das der Telomerenverkürzung entgegen wirkt. Diese Telomerase ist in Stammzellen sehr aktiv, spielt aber auch beim Tumorwachstum eine wichtige Rolle.

Eine niedrige Aktivität der Telomerase fördert die Zellalterung und beendet schließlich neben anderen Faktoren die weitere Zellteilung (Proliferation). Damit tritt zelluläre Seneszenz ein. Daneben sind in der Wissenschaft Telomerase-Effekte von Interesse, die nichts mit der Verlängerung der DNA-Enden zu tun haben, sondern vermutlich durch anti-oxidative Wirkungen erklärt werden können, die auch für das Nervengewebe relevant sind. So reduzieren Telomerase-Aktivatoren die Bildung von Sauerstoffradikalen in den Mitochondrien. Außerdem führen sie zu geringerer Ablagerung von pathologischen Eiweißen und einer verbesserten Symptomatik in Tiermodellen neurodegenerativer Erkrankungen, z. B. beim Morbus Parkinson. In der *Anti-Aging*-Forschung wird darüber hinaus schon seit einigen Jahren versucht, über eine Steigerung der Telomerase-Aktivität das Altern zu verlangsamen. Damit sollen typische Alterungsphänomene wie faltige Haut, weiße Haare oder ein vermindertes Sehvermögen aufgehalten werden.

Alternde Zellen unterhalten eine chronische Entzündung

Weiterhin arbeitet die Alternsforschung an Verfahren, seneszente Zellen zu entfernen, da sie auf Dauer eine Entzündung verursachen können und dadurch das Gewebe schädigen. Die dagegen gerichteten Senolytika zielen auf bestimmte anti-apoptotische, also gegen den Zelltod der seneszenten Zellen gerichtete Proteine, die in alternden Zellen besonders hoch exprimiert werden. Damit sollen diese Zellen in den programmierten Zelltod, die Apoptose, getrieben werden.

Einen weiteren Angriffspunkt stellen Hemmer der Nieren-assoziierten Glutaminase dar, die eigentlich für die Tumortherapie entwickelt wurden. Dieses Enzym steigert über Glutamin-Spaltung den intrazellulären Ammonium-Spiegel und normalisiert damit den pH-Wert betroffener Zellen. Ein dauerhafter Abfall des pH-Wertes lässt die in die Seneszenz gegangenen Zellen absterben. Es ist allerdings zu berücksichtigen, dass seneszente Zellen auch sinnvolle biologische Funktionen haben können. Möglicherweise spielen sie bei der Gewebereparatur eine wichtige Rolle und ihre pharmakologische Zerstörung könnte ernste Nebenwirkungen hervorrufen.

Daneben unterliegen Neurone wie auch Muskelzellen, die Myozyten, bestimmten Prozessen der Alterung, die für sich teilende Zellen weniger relevant sind. Dazu gehört eine Anhäufung von Eiweißkomplexen, die nicht mehr abgebaut werden können. Bei mitotisch aktiven Zellen werden Protein-Aggregate nach jeder Zellteilung auf die entstandenen Tochterzellen verteilt, d. h. sie verdünnen sich mit der Zeit. Demgegenüber werden in Nervenzellen solche Ablagerungen angereichert. Früher dachte man, dass die Eiweiß-ablagerungen selbst eine neurodegenerative Krankheit auslösen. Heute glauben viele Forscher, dass sie vermutlich sogar eher krankheitsverzögernd wirken, da die Zelle durch Bildung der Aggregate gerade versucht, die toxischen, noch weitgehend löslichen Vorstufen der Aggregate bildenden Eiweiße zu entsorgen. Es wird sowohl bei der Besprechung der Parkinson- als auch bei der Alzheimer-Krankheit darauf noch ausführlich eingegangen.

Einige Proteine, die bei neurodegenerativen Erkrankungen vermehrt auftreten und zellschädigend sind, wurden schon gut untersucht, beispielsweise das α-Synuklein beim Morbus Parkinson oder das Tau-Protein beim Morbus Alzheimer. Es ist denkbar, dass in Zukunft noch weitere Stoffe entdeckt werden, die bei diesen Erkrankungen eine wichtige Rolle spielen. Offenbar sind Neurone ab einem gewissen Alter nicht mehr in der Lage, den Abbau von Eiweißen, die ja kontinuierlich hergestellt werden, zu regulieren und in der nötigen Effizienz ablaufen zu lassen.

Auf den Punkt gebracht

- Zellalterung beruht in erster Linie auf einer Anhäufung von irreparablen Mutationen in der Erbsubstanz, der Desoxyribonukeinsäure (DNA), im Zellkern und in den Mitochondrien.
- Neurone sind als postmitotische Zellen für Mutationen besonders empfindlich, da sie im Unterschied zu teilungsfähigen Zellen ihre DNA nicht mehr vermehren und nur eingeschränkt reparieren können.
- Nervenzellen altern auch durch Anreicherung verschiedener Proteine, die nicht mehr abgebaut werden können.
- Seneszente Gliazellen können eine chronische Entzündung im Nervengewebe unterhalten.

Bedeutung der Protein-Homöostase für das zelluläre Altern

Alle zu einem gegebenen Zeitpunkt in einer Zelle vorhandenen Proteine bilden das Proteom. Eine einzelne Zelle nutzt ungefähr die Hälfte der rund 20.000 im Zellkern vorhandenen Gene, um Proteine zu bilden, d. h. es werden etwa 10.000 verschiedene Proteine in jeder Zelle hergestellt. Schätzungen gehen davon aus, dass eine Zelle insgesamt etwa 10^{11} Eiweißmoleküle enthält. Damit finden sich in einem Menschen mehr Proteine als Sterne im Universum. Es ist daher eine echte Herkules-Aufgabe, die für Seneszenz und degenerative Krankheiten ursächlichen Veränderungen im Proteom zu finden. Nach Beendigung des Human-Genom-Projekts vor einigen Jahren ist das die nächste große Herausforderung der medizinischen Forschung, besonders auch in Bezug auf das Altern.

Die Protein-Homöostase, auch Proteostase genannt, beschreibt die Aufrechterhaltung der für alle Zellfunktionen notwendigen Synthese, Faltung, Verteilung und Abbau der Proteine (Abb. 2.2). Es ist also der gesamte Weg eines Eiweiß von seiner Herstellung am Ribosom über den Transport inner-

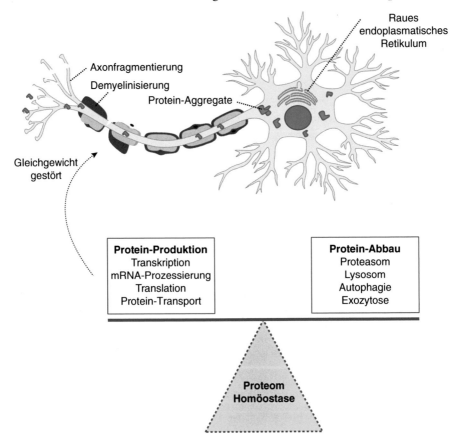

Abb. 2.2 Das Gleichgewicht von Herstellung und Abbau zellulärer Eiweiße wird durch verschiedene Prozesse im Zellkern, aber auch im Zytoplasma und in zellulären Fortsätzen gesteuert. Im Rahmen von neurodegenerativen Erkrankungen kommt es dabei regelmäßig zu Problemen beim Protein-Abbau, z. B. bei Defekten im Ubiquitin-Proteasom- oder im lysosomalen System. Aber auch der Abbau ganzer Organellen (Autophagie) kann gestört sein. Dadurch entstehen Eiweiß-Fibrillen und -Aggregate, die ihrerseits das lysosomale System schwächen oder zellulären Stress, beispielsweise im endoplasmatischen Retikulum (ER), hervorrufen

halb der Zelle bis zum Abbau in den Lysosomen oder Proteasomen von großer Bedeutung. Zusätzlich ist es auch wichtig, dass ein Eiweiß, das zuerst als lange Kette von Aminosäuren hergestellt wird, nach der Synthese korrekt dreidimensional gefaltet wird, d. h. seine räumliche Struktur muss genau passen, damit es mit anderen Molekülen in der Zelle auf eine sinnvolle Art interagieren kann. Die Faltung eines Proteins erfolgt oft unter Beteiligung anderer Proteine. Diese werden als Chaperone bezeichnet und spielen als „Ammen" für andere Eiweiße eine sehr wichtige Rolle, da rund ein Drittel aller Proteine in der Zelle die Neigung haben, sich nicht richtig zu falten.

Falsch konfigurierte Proteine können ausgeschieden oder über das endoplasmatische Retikulum (ER) erkannt und im Proteasom abgebaut werden. Hierfür sind spezielle ER-Enzyme notwendig, beispielsweise das Membralin. Sie werden im ERAD-Komplex, eine Abkürzung für **ER-a**ssoziierte **De**gradation, zusammengefasst. Wenn in alternden, postmitotischen Zellen das ER durch Akkumulation falsch gefalteter Proteine überlastet ist, kommt es zur *unfolded protein response* (UPR). Diese zelluläre Reaktion versucht, den normalen Status des ER wieder herzustellen und schützt damit die Zelle.

Bleibt die Überlastung des ER (ER-Stress) aber über längere Zeit bestehen, lösen spezielle, in der Membran des ER sitzende Proteine spezifische Signalkaskaden aus, die die Protein-Synthese an den Ribosomen abschalten und zu DNA-Strangbrüchen im Zellkern führen. In der Folge kommt es in Nervenzellen zum Verlust der Markscheiden (es setzt eine Demyelinisierung ein) und die Axone verlieren ihre Kontinuität (sie fragmentieren). Letztlich stirbt die Zelle per Apoptose ab (siehe Abschn. 2.1.2). Eine lang anhaltende Überlastung mit Tau- oder α-Synuklein-Proteinen, die bei neurodegenerativen Erkrankungen typischerweise auftreten, wären beispielsweise solche Auslöser von ER-Stress.

Selbstreinigung von Nervenzellen

Neben eingeschränkten Funktionen der Enzyme, die bei der genannten UPR (unfolded protein response) oder am UPS (Ubiquitin-Proteasom-System) beteiligt sind, spielt die Autophagie, das „sich-selbst-aufessen", eine entscheidende Rolle bei Störungen der Protein-Homöostase und damit auch bei der Zellalterung. Bei diesem für den normalen Zellstoffwechsel äußerst wichtigen Prozess werden Proteinkomplexe und sogar ganze Organellen durch intrazellulären Abbau oder Ausschleusung, die Exozytose, entfernt. In Nervenzellen sind die Anforderungen an dieses System besonders hoch, insbesondere aufgrund der oft langen zellulären Fortsätze. Axone können über einen Meter lang und metabolisch sehr aktiv sein, insbesondere wenn sie bis zu 50 Impulse pro Sekunde generieren müssen.

Bei der Makro-Autophagie werden die zu entsorgenden Strukturen (Protein-Aggregate, krankmachende Pathogene, Mitochondrien, Peroxisomen oder ER) von einer sich neu bildenden Doppel-Lipidmembran umschlossen (Abb. 2.3). Dabei entsteht ein großes Transport-Vesikel, das Autophagosom, welches in Nervenzellen auch aus Dendriten und Axonen zum Zellkörper ge-

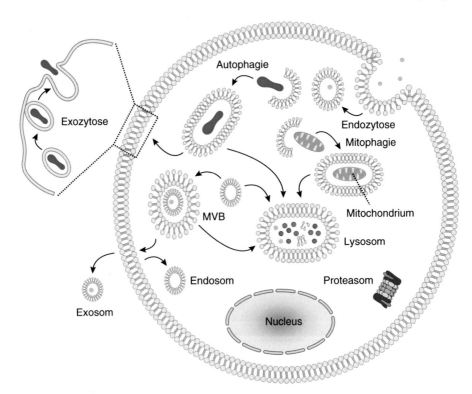

Abb. 2.3 Eine Zelle kann diverse Stoffe (gelbe Punkte) von außen per Endozytose (nach Einstülpung der Plasmamembran) aufnehmen, sie in Vesikel (Endosomen) verpacken und innerhalb der Zelle verteilen. Außerdem werden Protein-Aggregate (grün), aber auch ganze Organellen (wie z. B. Mitochondrien, pink) bei Bedarf von intrazellulären Membranen umschlossen. Diese Vorgänge werden als Autophagie bzw. Mitophagie bezeichnet. Autophagosomen fusionieren wiederum mit Lysosomen, die mittels Eiweiß-, Zucker- und Fett-spaltender Enzyme ihren Inhalt abbauen können. Dadurch werden einzelne Aminosäuren, Glukose oder Lipide dem zellulären Stoffwechsel wieder zur Verfügung gestellt (die allermeisten zytoplasmatischen Eiweiße werden aber im Proteasom abgebaut). Weiterhin werden von der endosomalen Membran Vesikel nach innen abgelöst (wie bei der Endozytose). Mehrere Endosomen bilden multi-vesikuläre Körperchen (MVBs, *multi-vesicular bodies*). Diverse Stoffe werden auch per Exozytose direkt in den extrazellulären Raum hinein abgegeben oder in Form kleiner Vesikel (Exosomen) ausgeschleust (Strukturen nicht maßstabsgerecht gezeichnet)

langt. Dort verschmilzt es mit einem der zahlreichen Lysosomen, deren saure Peptidasen den Inhalt der Autophagosomen zerkleinern und die entstandenen Aminosäuren wiederverwenden können, also der Proteinbiosynthese zuführen. Wenn der Zelle nur noch wenige Nährstoffe zur Verfügung stehen, z. B. im Hungerzustand, ist dieser Mechanismus von entscheidender Bedeutung, um die notwendigsten Aminosäuren durch Abbau von Muskeleiweiß regenerieren zu können. Diesen Vorgang nennt man induzierte Autophagie.

Es ist weiterhin möglich, dass Lysosomen zytoplasmatische Substanzen oder Organellen direkt über Membran-Einstülpungen (Invaginationen) im Rahmen der Mikro-Autophagie aufnehmen. Teilweise helfen dabei in der Membran sitzende Transporter, was Chaperon-mediierte Autophagie genannt wird. Das Lysosom ist daher entscheidend für den Abbau und das Recycling von extra- und intrazellulären Substanzen, insbesondere auch unter Normalbedingungen. Lysosomen enthalten rund 60 Hydrolasen, darunter solche, die Zuckerketten (Polysaccharide), Lipide oder Nukleinsäuren spalten können. Mutationen in Genen, die für die Autophagie in Nervenzellen notwendig sind, können zur Axondegeneration oder sogar zum Zelltod führen. Dabei akkumulieren normalerweise gut lösliche Eiweiße, die bei zu hoher Konzentration miteinander Bindungen eingehen und aggregieren. Oft findet sich in diesen Aggregaten auch das Ubiquitin, ein als Marker für eine geplante Entsorgung eines Proteins im Proteasom verwendetes kleines Eiweiß.

Die Ankoppelung von Ubiquitin an zu entfernende Proteine ist selbst wiederum ein komplizierter Prozess, der durch mehrere Enzyme des UPS gesteuert wird, die in mutierter Form auch eine neurodegenerative Erkrankung auslösen können. Darauf werde ich später in diesem Kapitel noch eingehen. Obwohl als sicher gelten kann, dass neurodegenerative Erkrankungen als multifaktoriell eingestuft werden müssen, ist das Vorkommen von Protein-Aggregaten oftmals definierend für eine bestimmte Pathologie und auf Probleme im Eiweißabbau oder bei der Autophagie zurückzuführen. Daher kann eine pharmakologische Stimulation des Proteinabbaus und der Autophagie einen therapeutischen Effekt haben.

Die Aufrechterhaltung der zellulären Protein-Homöostase ist eine Mammut-Aufgabe, die eine Vielzahl von molekularen Interaktionen, insbesondere im endosomalen System der Nervenzelle erfordern. Aufgrund der elementaren Bedeutung der Transport- und Abbau-Vorgänge für die Aufrechterhaltung des zellulären Überlebens können geringfügige Störungen daher schon zu einer erheblichen Einschränkung der Zellfunktionen bis hin zum Zelltod führen. In genetischen *Screens*, die krankmachende (mutierte) DNA-Sequenzen aufspüren sollen, tauchen Gene besonders häufig auf, die an der Proteinbiosynthese, an ihrer Faltung, am intrazellulären Eiweiß-Transport oder an ihrem Abbau beteiligt sind. Beispielsweise sind eine Reihe von lysosomalen Speicherkrankheiten auch durch eine ausgeprägte Neurodegeneration gekennzeichnet, und umgekehrt zeigen neurodegenerative Erkrankungen lysosomale Dysfunktionen. Diese Beobachtungen unterstreichen die Bedeutung der Protein-Homöostase für das neuronale Überleben im Alter und bei Krankheiten.

Auf den Punkt gebracht

- Eine einzelne Zelle bildet etwa 10.000 verschiedene Proteine.
- Die intrazelluläre Protein-Homöostase ist von großer Bedeutung. Sie umfasst Synthese, Faltung, Verteilung und Abbau der Eiweiße.
- Chaperone sind Eiweiße, die als Hilfesteller bei der korrekten Faltung anderer Proteine dienen.
- Falsch konfigurierte Proteine werden vom endoplasmatischen Retikulum (ER) erkannt und im Proteasom abgebaut. Ist das ER überlastet, wird die Protein-Synthese an den Ribosomen abgeschaltet und die Zelle geht zugrunde (ER-Stress).
- Neben dem Ubiquitin-Proteasom-System (UPS) ist das Lysosom entscheidend am Abbau und Recycling von extra- und intrazellulären Substanzen beteiligt.
- Die Autophagie ermöglicht den Abbau von alternden Organellen und größeren Molekül-Komplexen. Sie spielt insbesondere im Alter eine wichtige Rolle im neuronalen Stoffwechsel.
- Das Vorkommen von Protein-Aggregaten definiert neurodegenerative Erkrankungen, die in vielen Fällen auf Störungen im Eiweiß-Transport und/oder Eiweiß-Abbau zurückgeführt werden können.

Zwei Seiten einer Medaille: Sauerstoff-Radikale

Im Rahmen der Alternsforschung standen bisher die oxidativen Prozesse im Vordergrund. Es wurde über lange Zeit angenommen, dass Sauerstoff-Radikale die entscheidenden Treiber zellulärer Seneszenz darstellen. Bis vor einigen Jahren war es daher auch noch beliebt, die anti-oxidativen Vitamine C und E in Pillenform zu sich zu nehmen, um Radikale abzufangen und die Zellalterung damit anzuhalten (leider ohne messbaren Erfolg). Wichtig ist, dass oxidativer Stress bei aeroben Lebensformen sich gar nicht vermeiden lässt, da reaktive Sauerstoffverbindungen (*reactive oxygen species*, ROS) und auch reaktive Nitrogen-Spezies (RNS) fortwährend im Rahmen von Stoffwechselvorgängen an den mitochondrialen und endosomalen Membranen entstehen (Abb. 2.4).

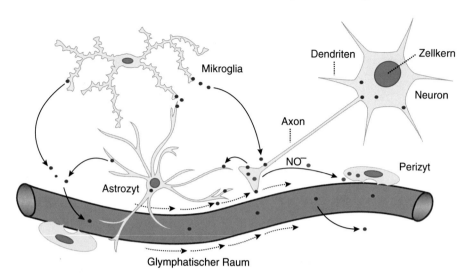

Abb. 2.4 Neurone und insbesondere Astrozyten haben engen Kontakt zu Blutgefäßen und bilden zusammen die neurovaskuläre Einheit. Astrozytenfortsätze liegen dicht an dicht um die kleinen Blutgefäße und Kapillaren herum, dazwischen fließt das Nervenwasser, der Liquor (die Fortsätze sind hier der Übersicht halber nur angedeutet). Der durch Astrozyten begrenzte perivaskuläre Bereich wird auch glymphatischer Raum genannt (in Anlehnung an die Glia und die Lymphe im Körper; im Gehirn gibt es aber keine Lymphe). Es findet ein reger Stoffaustausch zwischen Astrozyten und Neuronen unter Beteiligung der Blutgefäße statt (rote Punkte). Die den Monozyten im Blut vergleichbare Mikroglia setzt im Alter und unter krankhaften Bedingungen vermehrt Entzündungsmediatoren (Zytokine) frei. Außerdem sind die auf der Gefäßwand sitzenden Perizyten von Bedeutung, da in ihnen das aus den synaptischen Kontakten freigesetzte Stickstoffmonoxid-Radikal (NO⁻, grüne Punkte) wirksam wird. NO führt zur Erweiterung der Gefäße insbesondere im Bereich aktivierter Nervenzellen

Reaktive Nitroverbindungen, beispielsweise das hochreaktive Peroxinitrit-Anion (ONOO⁻), werden durch die induzierbare Stickstoffmonoxidsynthase (iNOS2) gebildet. Das auch als Botenstoff (Neuromodulator) im Gehirn freigesetzte Gas NO (Stickstoffmonoxid) diffundiert rasch in die Umgebung und bindet in den Zielzellen an das Enzym Guanylatcyklase, das daraufhin cGMP als Signalmolekül (*second messenger*) bildet. Daneben werden Astrozyten und Mikroglia aktiviert und somit Entzündungsreaktionen im Gehirn gestartet. Nitroverbindungen modifizieren insbesondere die Aminosäuren Cystein und Tyrosin und verändern damit die Funktion von Eiweißen. Es ist aber auch wichtig zu betonen, dass die Produktion von Oxidantien für viele unserer Körperzellen unerlässlich ist, so z. B. für Makrophagen und neutrophile Granulozyten, die im Rahmen der Immun-Abwehr durch oxidative Prozesse Bakterien oder Tumorzellen zerstören sollen.

Bei den ROS handelt es sich um das Superoxid-Anionenradikal (O_2^-), das Wasserstoffperoxid (H_2O_2) und das freie Hydroxylradikal (OH). Letzteres kann Fettsäuren in der Zellmembran miteinander vernetzen, so dass die Lipid-Doppelschicht zerstört wird. Außerdem gefährden ROS unsere DNA, da sie Basenschäden hervorrufen. Ein hochreaktives Aldehyd (4-Hydroxynonenal, HNE) bindet darüberhinaus an Proteine und stört ihre korrekte Faltung. Superoxidradikale und Wasserstoffperoxid führen auch zur Vernetzung von Eiweißen, die damit ihre physiologische Funktion verlieren. Das lässt sich dadurch erklären, dass die normalerweise im wasserabweisenden (hydrophoben) Kern eines Proteins gelegenen Aminosäuren durch die Oxidierung an die Oberfläche geraten und so an hydrophobe Abschnitte benachbarter Proteine binden.

Auf diese Art bilden sich Protein-Aggregate, die im Zytosol abgelagert und von Histologen auch als Lipofuszin oder als Alterspigment bezeichnet werden. Neben der Protein-Oxidation können auch andere Modifikationen von Eiweißen zur Aggregatbildung führen, z. B. die Reaktion von Proteinen mit Zucker (Glykoxidation). Diese Kopplung von Monosacchariden an freie Aminogruppen eines Proteins spielt bei der Bildung von Protein-Aggregaten im Rahmen der Parkinson- und Alzheimer-Krankheit eine wichtige Rolle. Es ist allerdings noch weitgehend unklar, ob und wie genau diese Aggregate die Nervenzellen altern oder absterben lassen, und ob sie möglicherweise reversibel sind, d. h. wieder abgeräumt werden können.

Endogene Radikalfänger schützen unsere Nervenzellen

Hochreaktive Sauerstoffverbindungen, die auch durch einzelne Stoffwechsel-Enzyme wie die Xanthinoxidase und Enzyme des Katecholaminabbaus gebildet werden können, müssen durch zelluläre Abwehrsysteme entgiftet werden. Außerdem werden durch Oxidantien induzierte Schäden in der Zelle ständig repariert. Niedermolekulare Anti-Oxidantien (Radikalfänger) sind beispielsweise die Harnsäure, Vitamin C (Ascorbinsäure), Vitamin E (Tocopherol) und das Betacarotin (Provitamin A). Die Enzyme Superoxid-Dismutase, Katalase und die Glutathion-Peroxidase spielen darüberhinaus eine wichtige Rolle als endogene Antioxidantien. Pflanzliche Stoffe wie Carotinoide und Polyphenole (Resveratrol, Curcumin, Flavonoide) können ebenso eine anti-oxidative Wirkung entfalten, Entzündungsreaktionen hemmen und möglicherweise die Bildung von neurotrophen Faktoren fördern, die das Überleben und Auswachsen von Nervenzellen fördern.

Im ZNS sind es insbesondere die Astrozyten, die Nervenzellen durch Freisetzung von Glutathion und Bereitstellung der Glutathion-Vorstufe (CysGly) vor Sauerstoffradikalen schützen. Im Rahmen von neurodegenerativen Erkrankungen kann diese wichtige Aufgabe der Glia oft nicht mehr übernommen werden, da Astrozyten sich umwandeln und daher weniger antioxidative Substanzen freisetzen. Genauso verändert sich auch die Mikroglia, die weniger phagozytiert und in ein Seneszenz-ähnliches Stadium wechselt, von dem aus sie sich nicht mehr selbst erneuern kann.

Solche Zellen werden in der Literatur als „reaktiv" bzw. als A1-Astrozyten oder M1-Mikroglia bezeichnet (obwohl diese Klassifizierung wohl bald wieder aufgehoben wird – Wissenschaft ist ständig im Fluss). Die Verhinderung der Glia-Konversion reduziert jedenfalls die neuronale Degeneration in Tiermodellen deutlich. Eine veränderbare, plastische Astro- und Mikroglia findet sich übrigens auch im jüngeren Gehirn und bei unterschiedlichsten Läsionen nach Freisetzung von toxischen Substanzen oder Entzündungsmediatoren (TNFα oder IL-1β). Diese reaktiven Zellen verbleiben dann aber im Bereich des Krankheitsherdes und breiten sich nicht, wie im Alter oder bei degenerativen Erkrankungen, über große Teile des Gehirns aus.

Auf den Punkt gebracht

- Der durch Astrozyten abgegrenzte, perivaskuläre Bereich um die kleinen Gefäße herum wird glymphatischer Raum genannt. Hier findet ein reger Stoffaustausch zwischen Kapillaren, Astrozyten und Nervenzellen statt.
- Die den Monozyten im Blut vergleichbare Mikroglia im Gehirn produziert im Alter und bei neurodegenerativen Erkrankungen zahlreiche Entzündungsmediatoren. Zu diesen gehören die Interleukine und der Tumornekrosefaktor TNF-α.
- Das aus Synapsen freigesetzte Stickstoffmonoxid-Radikal (NO⁻) führt zur Erweiterung der Blutgefäße und damit zu einer besseren Sauerstoffversorgung aktivierter Nervenzellen.
- Reaktive Sauerstoffverbindungen (ROS) werden an mitochondrialen und endosomalen Membranen ständig gebildet.
- Oxidativer Stress schädigt DNA, Lipide und Eiweiße. Die Produktion von ROS lässt sich bei aeroben Lebensformen aber nicht vollständig vermeiden.
- Neben endogenen Anti-Oxidantien (Vitamin C und E, Glutathion) sind Carotinoide und Polyphenole für Neurone protektiv (z. B. Resveratrol im Rotwein).

Chronische Entzündungsprozesse im Gehirn

Zusammengenommen führt also ein länger andauerndes Ungleichgewicht von oxidativen und anti-oxidativen Mechanismen zu chronischem Stress, der für postmitotische und proliferiende Zellen im Laufe des Lebens gleichermaßen schädlich ist. Die Gewebe- und Organschädigung kommt aber auch dadurch zustande, dass alternde Zellen eine Reihe von Entzündungsmediatoren (Zytokinen) freisetzen, die auf benachbarte Zellen einwirken und diese ebenso in die Seneszenz schicken können, was als *bystander*-Effekt bezeichnet wird. Zu diesen Faktoren gehören die Interleukine (insbesondere IL-1β, IL-6 und IL-8) sowie verschiedene andere Zytokine, z. B. der Tumornekrosefaktor (TNF-α). Es werden also in einem eigentlich immunologisch privilegiertem Organ wie unserem Gehirn die Mechanismen des Immunsystems im Sinne einer sterilen Entzündung im Alter aktiv.

Besondere Aufmerksamkeit erhielten in den letzten Jahren die von Entzündungszellen und Mikroglia freigesetzten Metalloproteasen, beispielsweise das Enzym MMP9. Es handelt sich um Zink- und Kalzium-abhängige Endopeptidasen, die extrazelluläre Matrixmoleküle spalten (Laminin, Kollagen, Fibronektin u. a.). Diese kommen insbesondere im Bindegewebe, aber auch im Gehirn vor. Ein natürlicher Hemmer dieser Proteasen, TIMP-2, soll für den Verjüngungseffekt nach Blutplasma-Transfusion verantwortlich sein. In diesen Experimenten, die im Jahr 2017 viel Aufmerksamkeit erlangten, verbesserte sich die Merkfähigkeit von alten Mäusen, wenn sie das Blutplasma von jungen Menschen gespritzt bekamen. Es ist davon auszugehen, dass die aus aktivierten Mikrogliazellen freigesetzten Metalloproteasen an Alterungsprozessen beteiligt sind, indem sie beispielsweise synaptische Kontakte lockern, die im erwachsenen Gehirn durch extrazelluläre Proteine stabilisiert werden müssen.

Insbesondere für die ältere Bevölkerung in den westlichen Industrienationen ist von Bedeutung, dass die erwähnten Entzündungsmediatoren im Rahmen des metabolischen Syndroms vermehrt freigesetzt werden. Es handelt sich dabei um eine Kombination aus erhöhtem Körpermasseindex (BMI), Typ-2-Diabetes, arteriellem Hochdruck und Fettstoffwechselstörungen. Dieses bei über 60 jährigen relativ häufige Syndrom geht mit einer ausgeprägten Vermehrung von abdominalen Fettzellen (Adipozyten) einher, die Zytokine in die Zirkulation abgeben. Diese können die Blut-Hirn-Schranke überwinden, fördern im Gehirn den Alterungsprozess und beschleunigen damit die Neurodegeneration.

Es muss allerdings betont werden, dass Entzündungsmediatoren auch bei akuten Gewebsreaktionen, z. B. nach Verletzungen oder bei der Kontrolle von Tumorwachstum, eine zentrale Rolle spielen und im Rahmen von Wundheilungsprozessen unverzichtbar sind. Diese Janus-Köpfigkeit der immunologischen Botenstoffe findet sich in den verschiedensten Organen, insbesondere im nicht regenerierbaren ZNS. Es sind die Dauer und Intensität dieser Entzündungsreaktionen entscheidend, da bei lang anhaltenden Zytokin-Wirkungen erhebliche Veränderungen im Gewebe auftreten können. Auch die im Rahmen der Corona-Krise zu erwartende Long-Covid-Erkrankung des Gehirns ist vermutlich auf solche primär immunologischen Mechanismen zurückzuführen.

2.1.2 Der neuronale Zelltod

Nach dem Altern kommt der Tod. Das gilt für den Gesamtorganismus genauso wie für seine Einzelbestandteile, die Zellen, was der Pathologe Rudolf Virchow schon 1855 erkannte (*omnis cellula e cellula*). Aber wie läuft der neuronale Zelltod im alternden Gehirn oder bei degenerativen Erkrankungen nun genau ab? Anders als bei direktem Zellschaden durch äußere Einwirkungen sprechen wir hier von endogenen Zelltodmechanismen, also genetisch festgelegten Selbstmord-Programmen, die von membranständigen oder zytoplasmatischen Rezeptoren aus gestartet werden können.

Grundsätzlich ist der programmierte Zelltod, Apoptose genannt, genauso wie die oben besprochenen Alterungsmechanismen für die Gewebe-Homöostase von zentraler Bedeutung, denn in den meisten Organen (mit Ausnahme von Herz und Gehirn) werden ja ständig neue Zellen gebildet, die nicht sämtlich benötigt werden. Es müssen also permanent Zellen über die Apoptose abgeräumt werden; allein um eine ständige Vergrößerung unserer Organe zu verhindern. Neurone und Herzmuskelzellen sind demgegenüber postmitotisch, d. h. sie überdauern ein ganzes Leben, und sind normalerweise vor den intrinsisch eingebauten Zelltodmechanismen geschützt.

Wir kennen heute mehr als zehn Arten des Zelltodes, deren molekulare Mechanismen teilweise überlappen. Der programmierte neuronale Zelltod spielt im Rahmen der Hirnentwicklung schon in der Entwicklung eine wichtige Rolle, um die Anzahl von Nervenzellen an die Zahl möglicher Zielzellen anzupassen, die von ihnen angesteuert werden. Hier ist insbesondere die Verfügbarkeit von neurotrophen Faktoren aus dem Zielgebiet relevant, die über Bindung an Oberflächen-Rezeptoren der Neurone das Überleben von Nervenzellen, die sie innervieren, sicherstellen.

Auf diese Art wird die tatsächlich benötigte Anzahl von Neuronen im Gehirn festgelegt, denn Nervenzellen werden immer im Überschuss gebildet und solche, die nicht in funktionsfähige neuronale Netzwerke integrierbar sind, werden abgebaut. Das schließt nicht aus, dass etliche Netzwerke mehrfach angelegt sind, um die Funktionsfähigkeit wichtiger Systeme, insbesondere zur Steuerung des Bewegungsapparates, sicherzustellen.

Daher ist von Geburt an ein umfangreiches *back-up* von Nervenzellen in unserem Gehirn angelegt, das einen Verlust von Neuronen beim Erwachsenen in vielen Regionen ausgleichen kann. Mehr als 50 % der Dopamin produzierenden Nervenzellen müssen beispielsweise bei der Parkinson-Krankheit im Mittelhirn verloren gehen, bevor der Patient überhaupt Symptome bemerkt. Aber auch im Rückenmark reichen bei Querschnittsläsionen rund 10 % der in einem Fasertrakt verlaufenden Axone aus, um die wichtigsten Bewegungsmöglichkeiten der Extremitäten sicherzustellen.

Auf welche Arten können Nervenzellen zugrunde gehen?

Der Prototyp eines das Überleben sichernden Moleküls ist der von Rita Levi-Montalcini und Kollegen 1952 entdeckte Nervenwachstumsfaktor (NGF). Er verhindert die neuronale Apoptose. Dieser Begriff (griechisch für „abfallen") wurde durch John Kerr im Jahr 1972 geprägt und beschreibt den suizidalen Zelltod während der Organentwicklung, wenn im Überschuss angelegte Nervenzellen keine Zielzelle mehr finden und entfernt werden müssen. Daneben gibt es Zellen, beispielsweise die kleinen Interneurone im Cortex, die unabhängig von solchen Unterstützungs-Faktoren durch einen intrinsischen Zeitgeber absterben.

Bei der Apoptose schrumpft die Zelle zuerst, dann zerfällt der Zellkern und die Erbsubstanz verdichtet sich. Daraufhin wird die DNA durch spaltende Enzyme, Endonukleasen, in etwa 200 Basenpaare lange Stücke zerlegt. Letzteres führt zur DNA-Leiter, d. h. zu DNA-Bruchstücken, die biochemisch sichtbar gemacht werden können, und ist histologisch mittels der TUNEL-Methode nachweisbar. Außerdem schnürt die Zelle charakteristische apoptotische Körperchen (*apoptotic bodies*) ab, die ein Anzeichen für den finalen Zelltod darstellen.

Demgegenüber schwillt bei mechanischen Gewebsverletzungen, z. B. nach einem Trauma, die Zelle stark an. Die Plasmamembran bricht auf, Zell-Organellen gelangen in die Umgebung und die Zelle geht zugrunde. Dieser Vorgang wird als Nekrose der Apoptose gegenübergestellt. Die Nekrose wird immer von einer lokalen Entzündung begleitet und angelockte Makrophagen, die Fresszellen, beseitigen dann die Zellreste. Wir gehen heute davon aus, dass der Übergang zwischen beiden Formen des Zelltodes fließend ist, es wurde sogar eine Nekroptose beschrieben. Auch die Nekrose wird genetisch kontrolliert und dann als regulierte Nekrose bezeichnet. Der neuronale Zelltod bei neurodegenerativen Erkrankungen ist durch Aspekte beider Mechanismen, dem apoptotischen und nekrotischen Zelltod, gekennzeichnet.

Die zellulären Veränderungen bei der Apoptose treten zumeist als Abfolge von Aktivierungen Eiweiß-spaltender Enzyme auf, den Caspasen. Es handelt sich dabei um Cystein-Aspartat-Proteasen, die einerseits durch zelluläre Rezeptoren an der Plasmamembran, andererseits aber auch von endogenen, zell-inneren Mechanismen aus initiiert werden können, die ihren Ursprung zumeist in den Mitochondrien haben.

Mitochondrien sind die zellulären Kraftwerke, die mittels oxidativer Phosphorylierung unseren wichtigsten Energieträger herstellen, das Adenosintriphosphat (ATP). Es handelt sich um 0,5–1,5 µm große Organellen, die von einer Doppelmembran umschlossen sind und eigene DNA enthalten. An den mitochondrialen Membranen befinden sich die für die Zellatmung notwendigen Elektronenketten sowie die Cytochrom-P450-Oxidasen. Mitochondrien vermehren sich durch Wachstum und Teilung. Sie können auch fusionieren und unterliegen einer ständigen Qualitätskontrolle. Ihre Menge und Größe wird ständig dem Energiebedarf der Zelle angepasst. Beispielsweise enthalten Muskel-, Sinnes- und Eizellen besonders viele Mitochondrien. Aus ihnen wird bei der Apoptose Cytochrom C freigesetzt, das die Caspase-9 aktiviert und damit den Zelltod startet. Demgegenüber werden bei der exogen ausgelösten Apoptose Caspase-8 und Caspase-10 aktiviert. Eine wichtige Rolle spielen daneben die pro-apoptotischen Mitglieder der Bcl-2-Proteinfamilie, von denen Bax die äußere Mitochondrien-Membran durch Porenbildung zerstören kann. Aktivierte Caspasen oder Bax können auch zur Ruptur von Lysosomen führen. In der Folge führen dann die freigesetzten lysosomalen Enzyme (Cathepsine, Hydrolasen, DNAsen) zur Selbstauflösung (Autolyse) der Zelle.

Schließlich ist die Pyroptose als eine Zelltodform zu nennen, die durch Entzündungsmediatoren ausgelöst wird. Sie wird besonders in Gliazellen nach Aktivierung von Caspase-1 im Inflammosom ausgelöst, einem zytosolischen Multiproteinkomplex des angeborenen Immunsystems. Durch Bildung des Proteins Gasdermin D entstehen Poren in der Plasmamembran, was zur Folge hat, dass Kalzium ungehindert in die Zelle einströmen und das Zytoplasma umgekehrt die Zelle verlassen kann, d. h. sie läuft aus. Eine erhöhte Membranpermeabilisierung kann aber auch durch andere Reize ausgelöst werden und damit zum Zelltod führen. Insbesondere beim Morbus Parkinson spielt weiterhin die Ferroptose, eine Eisen-abhängige Form der regulierten Apoptose, eine Rolle (Tab. 2.1).

Die Zielproteine (Substrate) von Caspasen sind nicht sämtlich bekannt, aber man geht davon aus, dass bis zu 5 % der zellulären Eiweiße von ihnen gespalten werden können. Darunter ist auch das bei der Alzheimer-Erkrankung so wichtige Amyloid-Precursor-Protein (APP), das eine für Caspasen ge-

Tab. 2.1 Der Vergleich wichtiger neuronaler Zelltod-Formen anhand ihrer Auslöser, Vermittler und Effekte. Im Gegensatz zu der intrinsisch ausgelösten neuronalen Apoptose, z. B. durch einen Mangel an neurotrophen Faktoren (NTFs), wird die extrinsische Apoptose durch Tumornekrosefaktor (TNF) induziert (oder durch andere Mitglieder der TNF-Familie). Zytokine wie TNF und Aktivatoren der Rezeptor-interagierenden Proteinkinase 3 (RIPK3) starten die Nekroptose, also den Zellzerfall mit Porenbildung in der Plasmamembran. Lysosomale Autolyse wird durch eine Lysosomen-Membran-Permeabilisation (LMP) eingeleitet. Zu den ca. 200 Basenpaaren langen DNA-Bruchstücken, der DNA-Leiter, kommt es aber nur beim programmierten Zelltod, der mit dem kompletten Abräumen (Phagozytose) der zugrunde gegangenen Nervenzelle durch Mikroglia und Makrophagen einhergeht. ROS = reactive oxygen species, Ca = Kalzium, Fe = Eisen

	Initiatoren	Mediatoren	DNA-Leiter	Poren	Effekte
Intrinsische Apoptose	NTF-Entzug	Caspase-9	Ja	Mitochondrien	Phagozytose
Extrinsische Apoptose	TNFα, FasL	Caspase-8	Ja	Nein	Phagozytose
Regulierte Nekrose	TNF, RIPK3	RIP3	Nein	Plasmamembran	Nekrose
Lysosomale Autolyse	ROS, Ca²⁺	LMP, Cathepsin	Nein	Lysosomen	Nekrose
Pyroptose	Zytokine	Caspase-1 Gasdermin	Nein	Plasmamembran	Nekrose
Ferroptose	Fe²⁺	Fe²⁺, ROS	Nein	Nein	Nekrose

eignete Spaltstelle aufweist. Therapeutisch wichtig ist, dass der Zelltod bei neurodegenerativen Erkrankungen durch Caspase-Inhibitoren verzögert werden kann. Weiterhin schützt ein bestimmtes Antibiotikum, Minocyclin, die Neurone vor dem Untergang, da es die mitochondriale Freisetzung des genannten Cytochrom C hemmt. Wie oben angeführt, können verschiedene neurotrophe Faktoren, darunter die Neurotrophine (NGF, BDNF, NT-3), aber auch die Fibroblasten-Wachstumsfaktoren (FGFs), die Aktivierung von Caspasen hemmen und damit den neuronalen Zelltod verhindern. Das ist sowohl während der Entwicklung, als auch bei neurologischen Erkrankungen im Erwachsenenalter von Relevanz.

Auf den Punkt gebracht

- Es gibt über zehn verschiedene Arten des neuronalen Zelltodes. Während der Entwicklung, im Alter und bei neurodegenerativen Erkrankungen wird die Apoptose am häufigsten beobachtet, d. h. die Zelle schrumpft und der Zellkern zerfällt.
- Bei der Nekrose schwillt demgegenüber die Nervenzelle stark an und die Plasmamembran bricht auf. Im Rahmen einer lokalen Entzündung beseitigen Makrophagen dann die Zellreste.
- Die zellulären Veränderungen bei der Apoptose treten als Folge von Enzym-Aktivierungen auf. Dabei handelt es sich insbesondere um Caspasen, die durch zelluläre Rezeptoren an der Plasmamembran, aber auch aus dem Inneren der Zelle heraus aktiviert werden können.
- Mitochondrien setzen bei der Apoptose Cytochrom C frei, das wiederum Caspase-9 aktiviert. Bei der exogen initiierten Apoptose werden demgegenüber Caspase-8 und Caspase-10 angeschaltet.
- Der im Alter und bei neurodegenerativen Erkrankungen auftretende Zelltod kann durch Caspase-Inhibitoren verzögert werden.
- Neurotrophe Faktoren hemmen die Aktivierung von Caspasen und damit den neuronalen Zelltod.
- Die Pyroptose führt durch Freisetzung von Zytokinen zum Zelltod von Gliazellen. Dafür wird Caspase-1 im Inflammosom aktiviert, einem Multiproteinkomplex des angeborenen Immunsystems.

2.1.3 Blutversorgung des alternden Gehirns

Die Beteiligung von Blutgefäßen bei Alterungsvorgängen im Gehirn und bei neuronaler Degeneration wurde bisher unterschätzt. Dabei ist seit langem bekannt, dass Durchblutungsstörungen im Gehirn mit der Ausbildung von Gedächtnisstörungen korrelieren. Ein mildes kognitives Defizit wird am häufigsten durch mangelnde Durchblutung des Hirngewebes hervorgerufen.

Die Blutversorgung der über 80 Milliarden Neurone wird über ein ca. 650 km langes Netz von Blutgefäßen (Arterien, Kapillaren und Venen) sichergestellt. Damit hat keine Nervenzelle mehr als 15 Mikrometer (µm) Abstand von einem Blutgefäß (ein menschliches Haar ist etwa 50 µm dick). Das Kapillarsystem des Gehirns ist also sehr ausgeprägt, da es ein Fünftel der gesamten, vom Organismus aufgenommenen Energieträger und des benötigten Sauerstoffs beibringt, obwohl das Gehirn nur rund ein Fünfzigstel des Körpergewichts ausmacht (s. Kap. 1).

Eine weitere Besonderheit des ZNS ist die Blut-Hirn-Schranke. Sie verhindert das unkontrollierte Durchtreten von Zellen und insbesondere von wasserlöslichen (polaren) Molekülen über die durch Zellhaften abgeschlossene innere Schicht der Blutgefäße, dem Endothel (kleinere, lipophile Substanzen können hindurchdiffundieren). Bei den Zellhaften handelt es sich um *tight junctions*, d. h. um engste, bandförmige Verbindungen der Zellmembranen benachbarter Zellen. Bis auf die Kapillaren besitzen alle Gefäße (Arteriolen, Arterien, Venolen, Venen) außerdem eine Schicht glatter Muskelzellen (Myozyten) mit einigen außen aufliegenden Perizyten, die für die vorgeburtliche Entwicklung der Blut-Hirn-Schranke von entscheidender Bedeutung sind (s. Abb. 2.4).

Zwischen Nervenzellen und Gefäßen befinden sich die über ebenfalls enge, aber punktuelle Kontakte (*gap junctions*) verbundenen Fortsätze der oben besprochenen Astroglia. Zusammengenommen bilden Endothel, Astroglia und Neurone die **neurovaskuläre Einheit**. Dabei fungiert das Endothel als die eigentliche Schranke, da es den Durchtritt von großen Makromolekülen und ganzen Zellen, aber auch von Erregern (Pathogenen, Bakterien) verhindert.

Schrankenstörungen sind im Alter nicht selten

Der von den Astrozyten begrenzte perivaskuläre, auch als Virchow-Robin-Raum bezeichnete Bereich um Arterien, Venen und Kapillaren ist von besonderer Bedeutung für die Aufrechterhaltung der Gehirn-Homöostase. Dadurch wird sichergestellt, dass wohldefinierte Konzentrationen von Ionen und Transmittern im Liquor (Nervenwasser) vorhanden sind. Im Virchow-Robin-Raum befindet sich das glial-lymphatische oder auch glymphatisch genannte System, das in Abb. 2.4 vorgestellt wurde. Der Begriff ist etwas irreführend, da deutliche Unterschiede in der Beschaffenheit und Funktion des Liquors im Vergleich zur Lymphe des Körpers bestehen.

Der glymphatische Raum vergrößert sich während des Schlafs um bis zu 60 % und führt damit zu einem schnelleren Abtransport von nicht mehr benötigten Eiweißen, darunter auch von dem β-Amyloid bei der Alzheimer-Krankheit, aus dem Hirngewebe in die lymphatischen und venösen Gefäße im Kopf- und Halsbereich. Das System der Virchow-Robin-Räume hat offenbar eine große Bedeutung im Rahmen der Neurodegeneration in der Nacht, da schon bei Reduktion der Schlafdauer um eine Stunde im Alter der Abstand zwischen den Hirnwindungen messbar zunimmt, d. h. die Atrophie des Gehirns beschleunigt sich.

Zur Bereitstellung der Energieträger benötigt unser Gehirn nicht nur frei diffusiblen Sauerstoff, sondern auch eine dauernde Zufuhr von Glukose, die über ein Poren-bildendes Eiweiß aus dem Serum über das Kapillarendothel bis zur Nervenzelle gelangt. Es handelt sich dabei um spezielle Glukose-Transporter, die den Zucker durch Membranen hindurchschleusen können. Einen unspezifischen, Vesikel-abhängigen Transport per Ein- und Ausschleusung (Endo- und Exozytose), auch Mikropinozytose genannt, gibt es in den Endothelzellen des Gehirns nicht, da sie ansonsten ihre Schrankenfunktion nicht erfüllen könnten. Eine Unterbrechung der Hirndurchblutung führt infolge des Sauerstoff- und Zuckermangels innerhalb von Sekunden zur Bewusstlosigkeit und nach einigen Minuten zu bleibenden Schäden. Das unterstreicht die absolute Abhängigkeit des Gehirns von Glukose als wichtigstem Energieträger.

Es mehren sich die Hinweise darauf, dass Blut-Hirn-Schrankenstörungen und ein reduzierter Abfluss des Nervenwassers aus dem perivaskulären Raum in das venöse System hinein nicht nur bei Alterungsprozessen im allgemeinen, sondern auch bei neurodegenerativen Erkrankungen eine wichtige Rolle spielen. Im Alter wird das Endothel für den über Membranrezeptoren gesteuerten Transport undurchlässiger. Daher kommen bestimmte, lebensnotwendige Proteine weniger gut aus dem Blut in das Gehirn. Umgekehrt sind Eiweiße, die in der Jugend normalerweise nicht in das Gehirn gelangen (z. B. Albumin, Fibrinogen oder Auto-Antikörper), im Alter im Hirngewebe vermehrt nachweisbar und können entzündliche Prozesse auslösen. Auch sind die Kapillaren weniger durchlässig für Sauerstoff und Zucker und die Astrozytenfortsätze um sie herum werden plumper. Damit ist der Wassertransport durch Umverteilung der auch als Aquaporine bezeichneten Wasser-Kanäle in der Astrozytenmembran reduziert. Die perivaskuläre Astrogliose und begleitende entzündliche Komponente durch Aktivierung von Mikrogliazellen erschweren zusätzlich den Abtransport nicht mehr benötigter Proteine.

Bei Menschen mit Gedächtnisstörungen im Alter sind die gefäßbedingten Veränderungen oft schon lange vor Einsetzen der Symptome nachweisbar. Interessanterweise kann die Gefäßpathologie im Gehirn auch vorliegen, wenn andere Organe nicht von Arteriosklerose, also von einer krankhaften Verengung von Gefäßen, betroffen sind. Umgekehrt liegt bei einer koronaren Herzkrankheit nicht immer auch eine gestörte Blutversorgung des Gehirns vor. Zusammenfassend muss festgehalten werden, dass Durchblutungsstörungen Organ-spezifisch auftreten können und als eine wichtige Ursache für Alterungsvorgänge im Allgemeinen und Neurodegeneration im Speziellen anzusehen sind.

Auf den Punkt gebracht

- Die mehr als 80 Milliarden Neurone des Gehirns werden von einem über 600 km langen Netz von Blutgefäßen versorgt.
- Der perivaskuläre Virchow-Robin-Raum vergrößert sich im Schlaf und führt damit zu einem schnelleren Abtransport von nicht mehr benötigten Eiweißen. Das Gehirn wird auf diese Art in der Nacht „gereinigt".
- Die Blut-Hirn-Schranke verhindert das unkontrollierte Durchtreten von Zellen und größeren Molekülen. Diese Schranke wird in erster Linie von der innersten Gefäßschicht, dem Endothel, gebildet.
- Über spezielle Transporter und Membranrezeptoren des Endothels gelangen Zucker und andere wasserlösliche Moleküle in das Gehirn. Dieser Stofftransport vom Blut in das Gehirn nimmt im Alter ab.
- Bestimmte Eiweiße, die in der Jugend normalerweise nicht in das Gehirn gelangen (z. B. Auto-Antikörper), sind im alternden Gehirn aber vermehrt nachweisbar und können entzündliche Prozesse auslösen.

2.2 Morbus Parkinson

Anders als bei der generellen Alterung sind bei vielen neurodegenerativen Erkrankungen in frühen Stadien nur bestimmte Areale unseres Gehirns betroffen. Das können Kerngebiete (Nuclei), also umschriebene Ansammlungen von Nervenzellen unterhalb der Hirnrinde, aber auch Cortex-Areale, insbesondere im Frontal- und Temporallappen unseres Gehirns, sein. Nuclei sind über die in ihnen hergestellten Botenstoffe genauer charakterisierbar. Bei der zweithäufigsten neurodegenerativen Erkrankung, dem Morbus Parkinson, sind insbesondere Nervenzellen betroffen, die biogene Amine herstellen, im Speziellen das Dopamin (Abb. 2.5). Dopamin gehört wie Noradrenalin und Adrenalin zu den Katecholaminen, einer Untergruppe der biogenen Amine. Aus ihnen entstehen über ein Enzym, die Monoaminoxidase, toxisch wirkende Oxidantien, die eine wichtige Rolle bei der Degeneration von Nervenzellen spielen wie wir im ersten Abschnitt dieses Kapitels sehen konnten.

Das 1817 erstmals von James Parkinson beschriebene Syndrom findet sich bei 2 % der Menschen über 55 Jahren. Es tritt bei Männern in vielen Ländern (aber nicht überall) häufiger auf als bei Frauen. Im Jahr 2030 werden weltweit rund 9 Millionen Menschen von der Krankheit betroffen sein. In Deutschland waren in 2020 etwa 400.000 Menschen am Morbus Parkinson erkrankt. Jedes Jahr kommen etwa 12.500 Patienten dazu. Die Erkrankung zeichnet sich durch eine typische Symptomatik aus, die durch steife und verlangsamte Bewegungen charakterisiert ist. Es handelt sich also um eine Bewegungsarmut

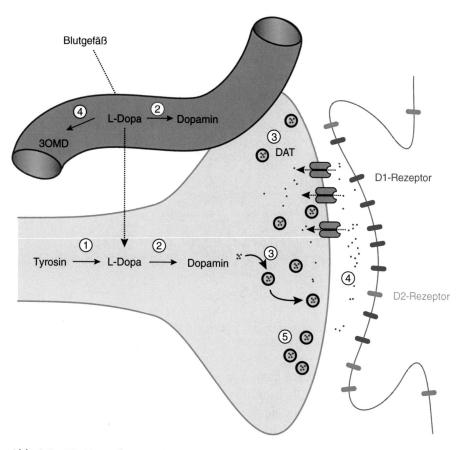

Abb. 2.5 Die Vorstufe von Dopamin, L-Dopa, wird durch die Tyrosin-Hydroxylase aus der Aminosäure Tyrosin gebildet (1). Die Dopa-Decarboxylase (2) wandelt L-Dopa in Dopamin um, das in kleine synaptische Vesikel über spezifische Dopamin-Transporter gelangt (DAT, 3). Solche Transporter finden sich auch an der präsynaptischen Membran, über die das nach Aktivierung freigesetzte Dopamin (rote Punkte) wieder aufgenommen wird. Im Bereich des synaptischen Spaltes, aber auch im Blut, kann L-Dopa durch die Catechol-O-Methyltransferase (COMT, 4) abgebaut werden zu 3-O-Methyl-Dopa (3OMD). Die Monoamin-Oxidase vom Typ B (MAOB, 5) sitzt an der äußeren Mitochondrienmembran und inaktiviert Dopamin zu Dopac (Dioxyphenylessigsäure)

(Akinese) kombiniert mit einer Muskelsteifheit (Rigor). Im weiteren Verlauf zeigt sich ein ausdrucksloses, maskenartiges Gesicht.

Das Binden einer Schleife oder Schließen eines Knopfes kann zu einem ernsten Problem werden. Oft haben Patienten auch Schwierigkeiten, eine Bewegung überhaupt zu starten, sie können beispielsweise nicht einfach loslaufen. Es tritt ein sog. *freezing* auf, also eine plötzliche komplette Unbeweglichkeit. Darüber hinaus finden sich bei vier von fünf Patienten rhythmische Muskelzuckungen wie das „Pillendreher-Zittern" der Hände (Tremor), das

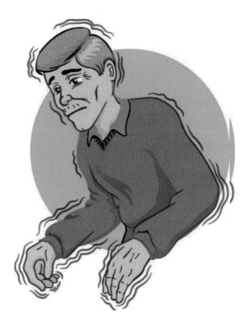

Abb. 2.6 Ein nach vorn übergebeugter Parkinson-Patient mit Maskengesicht und angedeutetem Zittern (iStock.com/LCOSMO)

relativ langsam mit einer Frequenz von 4–6 Hz erfolgt (Abb. 2.6) und auch die Füße betreffen kann. Die Kombination aus Bewegungsarmut und Zittern hat zur früheren Namensgebung *Paralysis agitans* (Schüttellähmung) geführt, obwohl es sich bei der Erkrankung eigentlich nicht um eine echte Lähmung handelt. Die Ansteuerung der Muskulatur, ausgehend von der motorischen Hirnrinde, ist ja intakt. Es sind primär die unterhalb der Rinde gelegenen Strukturen, die krankhaft verändert sind. Die Überlebensdauer von Parkinson-Kranken beträgt 10–20 Jahre nach Diagnosestellung.

2.2.1 Allgemeine Pathomechanismen

Das entscheidende Problem der Parkinson-Kranken besteht darin, dass von dem benötigten Botenstoff Dopamin nur noch sehr wenig in den motorischen Kerngebieten des Endhirns, in den Basalganglien, ankommt. Letztere sind für intendierte und unwillkürliche Bewegungen unabdingbar. Der Hauptkern der Basalganglien, das Striatum, bildet entscheidende Knotenpunkte in denjenigen modulatorischen Netzwerken, die den Start und den Ablauf einer Bewegung regulieren und kontrollieren. Die dendritischen Fortsätze der Striatum-Neurone ziehen sich bei einem Mangel an Dopamin zurück und die Anzahl der Dopamin-Rezeptoren nimmt ab. Damit kommt es zu der Symptomen-Trias Akinese, Rigor und Tremor.

Durch einen gleichzeitigen Mangel an anderen Aminen, z. B. von Serotonin oder Noradrenalin, treten zusätzliche Symptome wie Angst- und Schlafstörungen auf. Auch klagen die Patienten schon früh über Verdauungsstörungen (zumeist Verstopfung), Müdigkeit, Verspannungen, eine depressive Stimmungslage oder Geruchsverlust. Diese Veränderungen finden sich oft schon Jahre vor den motorischen Symptomen. Im Spätstadium stellt sich bei 20–40 % der Patienten auch eine Parkinson-Demenz ein.

Zu Beginn der Erkrankung ist zumeist noch keine allgemeine Hirnatrophie wie bei den Demenzerkrankungen festzustellen, da anfangs nur umschriebene Areale im Hirnstamm zugrunde gehen. Es sind dabei insbesondere die Nervenzellen in der schwarz pigmentierten Substanz des Mittelhirns betroffen, die als Substantia nigra bezeichnet wird (Abb. 2.7). Die im seitlichen

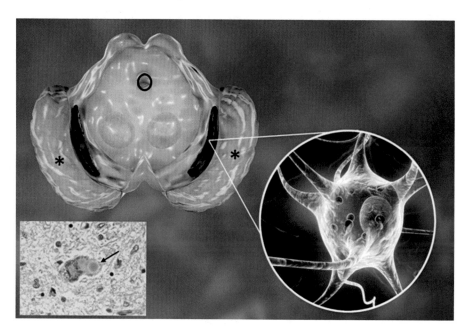

Abb. 2.7 Schnitt durch das Mittelhirn auf Höhe der Substantia nigra. Aus der pars compacta wurde ein dopaminerges Neuron mit einer Reihe von dendritischen Fortsätzen herausvergrößert. Im Zellkörper sind der Zellkern (orange) und einige Endosomen (rot) dargestellt. Die schwarze Substanz befindet sich direkt hinter den Hirnschenkeln (mit Stern markiert), durch die zahlreiche Verbindungen zwischen dem Neocortex des Endhirns und den motorischen Nervenzellen im Hirnstamm und Rückenmark verlaufen. Im hinteren Teil des Mittelhirns findet sich ein feiner Kanal, der Aquädukt, durch den der Liquor fließt. Bei der Parkinson-Krankheit zeigen sich in der Substantia nigra die typischen Lewy-Körperchen (Inset, Pfeil), die 1912 erstmals von Friedrich Lewy beschrieben wurden. Es handelt sich histologisch um zytoplasmatische Einschlusskörperchen mit eosinophilem (dunkelrotem) Kern (iStock.com/Dr_Microbe und Paulus et al., Neuropathologie, Springer, Abb. 8.1a)

Anteil der pars compacta gelegenen Zellen versorgen insbesondere das dorsale (oben gelegene) Striatum mit Dopamin (die benachbarte eisenhaltige pars reticulata der Substantia nigra ist nicht betroffen). Sie beeinflussen damit die in der Basalganglienschleife kodierten Bewegungsprogramme.

Dopamin wird kurzzeitig und in hoher Konzentration an den synaptischen Kontaktstellen im Striatum freigesetzt, um dort an den Dendriten vorhandene D1-Rezeptoren zu aktiveren (Abb. 2.5). Besonders außerhalb der Synapsen gibt es auch die D2-Rezeptoren, die durch eine kontinuierliche Freisetzung niedriger Dopamin-Konzentrationen aktiviert werden. D1- und D2-Rezeptoren sind also unterschiedlich an den Neuronen des Streifenkörpers verteilt (insgesamt gibt es fünf verschiedene Dopamin-Rezeptoren).

Sie sind darüber hinaus an verschiedene Signalweiterleitungs-Mechanismen in der Zelle gekoppelt und beeinflussen damit die neuronale Aktivierung gegensätzlich: D1-Rezeptoren binden ein stimulatorisches G-Protein, das die Adenylatcyklase aktiviert, während D2-Rezeptoren mit einem inhibitorischen G-Protein interagieren, das die Adenylatcyklase hemmt. Es kommt ganz entscheidend auf den Rezeptor für einen bestimmten Transmitter an. Die Natur

Abb. 2.8 (a) Blick von vorn auf einen Frontalschnitt durch das Gehirn. Der Schalenkern (Putamen), Schweifkern (Nucleus caudatus), äußerer blasser Kugelkern (Globus pallidus oder Pallidum genannt) und der zum limbischen System gehörende Mandelkern (Corpus amygdaloideum) befinden sich im Endhirn. Putamen und Schweifkern zusammen bilden den Streifenkörper (Striatum). Der Balken, das Corpus callosum, verbindet die beiden Hirnhälften miteinander. Der innere Teil des Pallidum und der Nucleus subthalamicus entstammen dem Zwischenhirn, dessen wesentliche Kerngebiete Thalamus und Hypothalamus darstellen. Die Substantia nigra befindet sich im Mittelhirn und damit noch im Hirnstamm. Sie projiziert insbesondere zum Striatum. Das Kleinhirn (Cerebellum) mit seinem größten Kern, dem Nucleus dentatus, liegt dem Hirnstamm hinten auf. Der Nucleus dentatus schickt die aus dem Kleinhirn kommenden Signale in die motorischen Kerne des Thalamus (Nucleus ventrolateralis). Vom ventralen (beim stehenden Menschen unten gelegenen) Thalamus gelangen die Signale in die motorischen Cortex-Areale und von dort über die Capsula interna (siehe Pfeil) in den Hirnstamm und in das Rückenmark. (b) Steuerung der Sensomotorik durch das zentrale Nervensystem (ZNS): Der Cortex stimuliert über aktivierende Transmitter, insbesondere Glutamat, das Striatum. Dessen Neurone exprimieren Dopamin-Rezeptoren (D1 und D2). Über die D1-Rezeptoren stimuliert das von der Substantia nigra in das Striatum transportierte Dopamin die Bewegungsprogramme auf direktem Weg (doppelte Verwendung von GABA (Gamma-Aminobuttersäure) als Transmitter, also letztlich resultiert eine Aktivierung durch Disinhibition). Nach Aktivierung von D2-Rezeptoren wird die Motorik auf indirektem Weg reguliert. Pallidum und Striatum projizieren auch zurück in die Substantia nigra (hemmend). Die vor der pars compacta gelegene pars reticulata der Substantia nigra schickt inhibitorische Verbindungen direkt in den Thalamus. Das Kleinhirn befindet sich zu diesen Netzwerken parallel (im Nebenschluss). Die finale Endstrecke von den motorischen Thalamus-Kernen zum motorischen Cortex und weiter zu den Motoneuronen im Hirnstamm und im Rückenmark ist aber für beide Schleifen, die Basalganglien- und die Kleinhirnschleife, gleich

erreicht über Verwendung vieler Transmitter-Rezeptoren eine große Zahl von unterschiedlichen Effekten, obwohl sie nur mit wenigen Transmittern arbeitet. Diese Erkenntnis macht verständlich, warum Medikamente, die die Neurotransmission beeinflussen, im optimalen Fall nur an ganz spezifische Rezeptoren für einen Botenstoff binden, um die gewünschten Effekte zu erzeugen.

Die gegenläufigen Symptome bei der Parkinson-Krankheit (einerseits zu wenig motorische Aktivität bei der Akinese, andererseits zu viel bei Rigor und Tremor) lassen sich also durch die dopaminergen Effekte in verschiedenen neuronalen Netzen erklären (Abb. 2.8). So finden sich im oberen Striatum spezielle Neurone (*medium spiny neurons*), die vorwiegend D1-Rezeptoren ex-

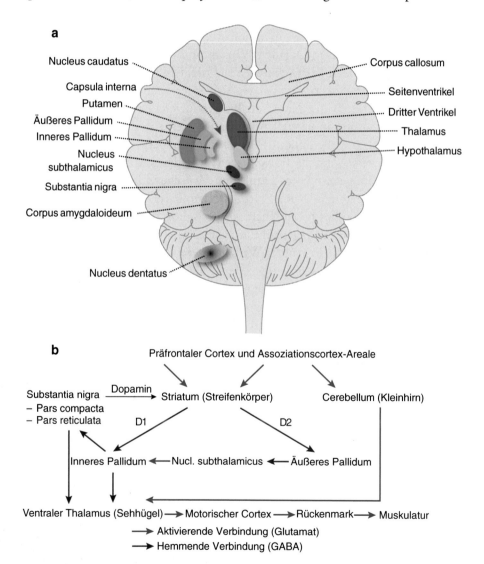

primieren. Sie sind in den „direkten" Weg eingeschaltet und projizieren auch direkt zur Substantia nigra zurück. Die primär D2-Rezeptoren tragenden Nervenzellen sind demgegenüber an den „indirekten" motorischen Wegen beteiligt.

Das Problem beim Parkinson beginnt im unteren Hirnstamm

Beim Morbus Parkinson findet sich also ein prominenter Zellverlust im nigrostriatalen System mit deutlicher Reduktion der dopaminergen Signaltransduktion im Streifenkörper (Abb. 2.9). Daneben geht aber auch eine größere Zahl von Nervenzellen in anderen Kerngebieten des Hirnstamms verloren. Diese sind ebenfalls an der Somatomotorik, aber auch an der Aktivität der Muskulatur in den inneren Organen (Viszeromotorik) beteiligt. Interessanterweise sind einige dieser Hirnstamm-Areale nicht nur beim Morbus Parkinson, sondern ebenfalls frühzeitig bei der Alzheimer-Krankheit betroffen (siehe unten). Dazu gehören der Noradrenalin produzierende blaue Kern (Locus coeruleus), die Serotonin herstellenden Raphe-Kerne in der Mitte des Hirnstamms sowie der pedunculopontine Kern mit cholinergen Nervenzellen und der ebenfalls Acetylcholin als Transmitter verwendende dorsale Vaguskern in der Medulla oblongata. Weiter kranial im Zwischenhirn werden noch der Histamin produzierende Nucleus tuberomamillaris und der im basalen Vorderhirn gelegene cholinerge Nucleus basalis dazu gerechnet.

Es handelt sich bei den genannten Nuclei um phylogenetisch sehr alte Kerngebiete, die schon in frühen Wirbeltierarten nachweisbar sind. Einige von ihnen sind deshalb von großer Bedeutung, da sie in den später auftretenden Primaten besonders lange und stark verzweigte Axone bilden, um die in der stammesgeschichtlichen Entwicklung rasch größer werdenden Basalganglien und den Cortex mit Botenstoffen versorgen zu können. Ihre Morphologie (ihre Bauart) und ihr ausgeprägter Metabolismus machen diese Zellen damit zu speziellen Risikokandidaten für eine neurodegenerative Erkrankung.

Es ist also letztlich der enorme Anstieg der Nervenzellzahl in unserer Hirnrinde und im Striatum, der zu einer massiven Zunahme an Verbindungen zwischen Neuronen im Hirnstamm und den verschiedenen Zielgebieten im Endhirn führt. Die Hirnstammkerne können aufgrund der räumlichen Enge in der hinteren Schädelgrube und der Unmöglichkeit, an der Oberfläche tiefe Einfaltungen zu bilden (*evolutionary constraints*), nicht mit einer vergleichbaren Vermehrung von Nervenzellen reagieren. Diese Neurone müssen ihre axonalen Verzweigungen daher massiv ausbauen, um den Bedarf an Synapsen

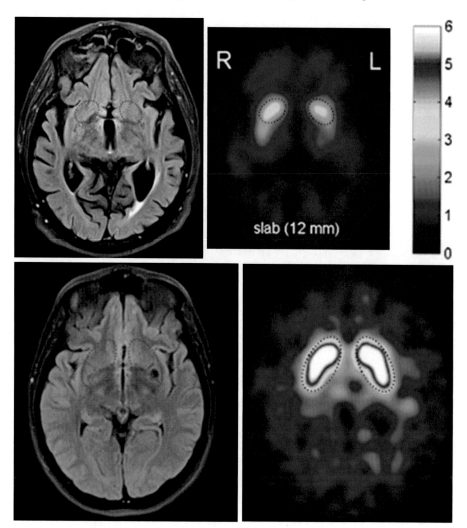

Abb. 2.9 Eine horizontale (transversale) FLAIR (dark-fluid T2)-Kernspintomographie mit Darstellung der Dopamin-Rezeptoren (rechts, farbig) mittels DAT-PET-CT (J. Fiehler, Universitätsklinikum Hamburg-Eppendorf). Im oberen Teil ist das Gehirn eines 67 Jahre alten Parkinson-Patienten gezeigt mit dementiellem Syndrom. Es sind nur noch wenig Dopamin-Rezeptoren in den Basalganglien zu sehen. Im unteren Bildteil findet sich ein Schnitt durch das Gehirn eines 72 jährigen ohne Parkinson-Syndrom. Die Farbenintensität ist zu rot/weiß verschoben, was auf eine deutlich stärkere Bindung des strahlenden Markers an Dopamin-Rezeptoren hinweist

in höher gelegenen Arealen zu decken. Sie sind metabolisch eher überfordert als andere Nervenzellen mit weniger Axonkollateralen und gehen früher zugrunde.

Interessanterweise sind auch die krankhaften Veränderungen im Cortex cerebri oft zuerst in denjenigen Arealen zu beobachten, die im Laufe der Entwicklung aufgrund zunehmender funktioneller Erfordernisse erhebliche strukturelle Veränderungen erfahren haben (*form follows function*). Die Area entorhinalis an der Innenseite des vorderen Temporallappens wäre beispielsweise eine solche Region. Der entorhinale Cortex ist dem Hippocampus innen direkt benachbart und spielt bei der Gedächtnisbildung eine wichtige Rolle, da er als der zentrale Informationseingang in den Hippocampus gilt. Diesen Aspekt werde ich beim Morbus Alzheimer noch genauer besprechen.

Auf den Punkt gebracht

- Die Parkinson-Krankheit ist durch steife und verlangsamte Bewegungen charakterisiert. Es tritt eine Bewegungsarmut (Akinese) und eine Muskelsteifheit (Rigor) auf. Außerdem kann ein Zittern an Händen oder Füßen beobachtet werden (Tremor).
- Diese Symptome lassen sich primär auf einen Mangel an Dopamin im Streifenkörper (Striatum) zurückführen, dem Hauptkern der Basalganglien.
- Dopamin wird besonders in der Substantia nigra hergestellt und ist zur Kontrolle der in den Basalganglien kodierten Bewegungsprogramme unbedingt notwendig.
- Es bindet im Striatum an verschiedene Neurone, die Dopamin-Rezeptoren tragen (D1/D2). So können unterschiedliche neuronale Netze aktiviert bzw. gehemmt werden, deren jeweiliger Ausfall die verschiedenen Symptome bei der Krankheit erklärt.
- Die Substantia nigra und andere bei der Parkinson-Krankheit betroffene Hirnstamm-Kerne sind phylogenetisch sehr alt und innervieren überproportional große Zielgebiete im Endhirn. Diese Nervenzellen haben daher besonders lange und stark verzweigte Axone, deren metabolische Versorgung sehr aufwendig ist.

2.2.2 Spezielle Morphologie betroffener Neurone

Bei der Parkinson-Erkrankung gehen also frühzeitig Nervenzellen zugrunde, die ein großes Ausbreitungsgebiet besonders in den Basalganglien haben und komplexe Axonbäume aufweisen. Es handelt sich um eine Vielzahl von dünnen, wenig isolierten (myelinisierten) axonalen Fortsätzen, die über eine relativ weite Strecke aus verschiedenen Hirnstamm-Arealen in die Basalganglien und teilweise auch in die Rinde projizieren. Jeder einzelne Axonbaum kann aufgrund seiner Verästelungen eine Gesamtlänge von über vier Metern erreichen. Daneben wird pro dopaminergem Neuron die unglaubliche Anzahl von bis zu zwei Millionen synaptischen Kontakten im Striatum vermutet.

Jede dieser Synapsen enthält zwischen 300.000 und einer Million Eiweiße (bei etwa 10.000 verschiedenen Eiweißen in einem Neuron). Das wären dann in der Maximalausstattung 1–2 Billionen Proteine, die ein Neuron allein in seine Endigungen hinein zu transportieren oder lokal herzustellen hätte. Die damit einhergehenden Anforderungen an die Produktion und den Transport von Eiweißen sind enorm und gehen mit einem sehr hohen Energiebedarf einher. Im Vergleich dazu ist die durchschnittliche Anzahl von Kontakten (ca. 10.000) an Projektionsneuronen in der Hirnrinde gering. Diese Zellen sind – wie auch die kleineren Interneurone mit kurzen Axonen – im Rahmen einer Parkinson-Erkrankung daher auch nicht von der Degeneration betroffen.

Nervenzellen im Hirnstamm, die in das Endhirn projizieren, müssen aufgrund der hohen metabolischen Anforderungen mit einer Vielzahl von Mitochondrien, Vesikeln, Zytoskelett- und Membran-Proteinen ausgestattet sein. Sie reagieren besonders empfindlich auf Störungen im zellulären Stoffwechsel und arbeiten sozusagen ständig „am Limit". Wir werden weiter unten noch genauer besprechen, warum daher insbesondere Defekte an bioenergetischen Prozessen zur Parkinson-Krankheit führen.

Zusammengenommen haben die wissenschaftlichen Erkenntnisse der letzten Jahre zu der Hypothese geführt, dass diversen neurodegenerativen Erkrankungen, nicht nur dem Morbus Parkinson, letztlich Störungen im metabolischen Gleichgewicht von Nervenzellen zugrunde liegen, die aufgrund ihrer morphologischen Komplexität schon viele Jahre an der Grenze ihrer Belastbarkeit gearbeitet haben. Falls in diesen Zellen zusätzliche, fehlerhafte Proteine hergestellt werden, wie bei den monogenetischen Krankheitsformen, reichen die eingebauten Sicherheitsmechanismen nicht mehr aus, um diese Neurone vor einem frühen Zelltod zu schützen. Die Funktion fehlerhafter Eiweiße kann nicht mehr durch intakte Proteine kompensiert werden und die modulatorischen Netzwerke gehen zugrunde. Damit wird die Erkrankung manifest, d. h. es werden klinische Symptome sichtbar.

In einer frühen Phase der Parkinson-Krankheit werden nur die Axone betroffener Zellen irreversibel geschädigt. Die dazugehörigen Zellkörper in der Substantia nigra und in anderen aminergen Kernen schrumpfen zwar, sind aber noch am Leben. Dafür spricht, dass bei Parkinson-Patienten schon Jahre vor dem Untergang von Nervenzellkörpern degenerative Veränderungen im Striatum nachweisbar sind, die dem Verlust von Axonen entsprechen. Die axonale Degeneration erfolgt durch die schon genannten Eiweiß-spaltenden Proteasen, den Caspasen, aber auch durch Calpain, eine Kalzium-abhängige Protease.

Das Prinzip einer Anhäufung von Schäden durch zu hohe bioenergetische Anforderungen und zellulären Stress als Ursache der Neurodegeneration, die durch exogene Einflüsse, z. B. Noxen, noch beschleunigt wird, zieht sich durch das ganze neurologische Forschungsfeld und wird auch beim Morbus Alzheimer (siehe Abschn. 2.3) oder bei der amyotrophen Lateralsklerose (ALS) diskutiert. Letztere ist eine schwere Muskellähmung, die auf einen Verlust motorischer Nervenzellen im motorischen Cortex, Hirnstamm und im Rückenmark zurückzuführen ist. Hier wiederholt sich das eben besprochene Thema: Ein einzelnes motorisches Neuron im Vorderhorn des Rückenmarks weist ein langes und weitverzweigtes Axon auf, das bis zu 1000 Zielzellen, die Muskelfasern, versorgt. Manche Neurone müssen daher auch hier, analog zu den hoch verzweigten dopaminergen Neuronen der Substantia nigra, Axonbäume von mehreren Metern Länge unterhalten.

Besondere Anforderungen an stark verzweigte Neurone

Um den enormen Proteinbedarf zu decken, werden die benötigten Eiweiße in einer Nervenzelle nicht nur im Zellkörper, sondern auch an freien Ribosomen im Axon und in den Synapsen selbst hergestellt. Es müssen also von der Zelle eine Reihe von Transportsystemen bereit gestellt werden, die die Protein-kodierenden Matrizen, die jeweiligen mRNAs, in die neuronalen Fortsätze bringen. Nicht überraschend ist daher, dass bei Patienten, die an neuro-degenerativen Erkrankungen leiden, in genetischen Untersuchungen wiederholt Mutationen in Genen gefunden wurden, die RNA-bindende Proteine kodieren. Diese sind essentiell, um mRNAs vom Ort ihrer Entstehung im Zellkern zu den Ribosomen in Dendriten und Axonen zu transportieren.

Wenn der mRNA-Transport in Nervenzellen defekt ist, wird die lokale Herstellung der für den Erhalt der Synapse notwendigen Eiweiße gestört. Damit kann die Kontaktstelle ihre physiologische Funktion nicht mehr erfüllen. Daneben ist eine ausreichende Zahl gut funktionierender Mitochondrien erforderlich, da in stark verzweigten Axonbäumen der Energiebedarf naturgemäß hoch ist, wenn die zelluläre Protein- und Lipid-Maschinerie auf Hochtouren läuft und lange Transportwege zurückzulegen sind (ein Molekül ATP wird für 8 Nanometer Transportweg im Axon benötigt).

Aufgrund der hohen metabolischen Anforderungen haben sich daher eine Reihe von Sicherheitsmechanismen entwickelt. Diese entstehen zellulär-in-trinsisch, aber auch systemisch in Hinblick auf die Bildung von Neuronen im Überschuss während der Gehirnentwicklung. Die Natur sorgt also für ein ausgeprägtes *back-up*, so dass der Verlust von einigen Hundert Nervenzellen pro Tag nicht auffällt. In neuromodulatorischen Netzwerken, die wie beim Parkinson ein Teil der Basalganglien-Motorik-Schleife darstellen, können sogar viele Tausend Neurone zugrunde gehen, bevor überhaupt klinische Symptome auftreten. Wir vermuten, dass bei der Parkinson-Krankheit rund die Hälfte der 500.000 pigmentierten Neurone in der pars compacta der Substantia nigra bei Auftreten der Symptome schon abgestorben sind. Die Krankheit wird also aus Sicht eines Neuropathologen erst in einem weit fortgeschrittenen Stadium diagnostiziert.

Ein weiterer Grund für das relativ späte Auftreten von klinischen Symptomen auch bei anderen neurodegenerativen Erkrankungen liegt in den zahlreichen Kompensationsmechanismen, die intakt gebliebene, parallel geschaltete neuronale Netze verstärken, so dass unser Gehirn seine Vielzahl an Aufgaben noch für eine längere Zeit wahrnehmen kann, obwohl die Pathologie schon länger andauert. Diese Fähigkeit ist vor dem Hintergrund, dass wir im Alter praktisch keine neuen Nervenzellen und auch keine axonalen Verbindungen zwischen den verschiedenen Hirnregionen mehr bilden, von besonderer Bedeutung.

Aminerge Nervenzellen sind ständig aktiv und daher leichter gestresst

Neben den langen, verzweigten axonalen Fortsätzen zeigen dopaminerge und noradrenerge Hirnstammneurone eine Schrittmacherfunktion, also eine Eigenaktivität der Zellen. Diese stellt sicher, dass dauerhaft eine gewisse Menge an Botenstoff im Zielgebiet zur Verfügung steht. Die dopaminergen Nervenzellen der Substantia nigra geben also selbstständig (unabhängig von ihrem synaptischem Input) mit einer Frequenz von 2–10 Hz elektrische Signale ab (*spikes*). Die damit einhergehenden ständigen Kalzium-Fluktuationen, vermittelt über spannungsabhängige $Cav1\text{-}Ca^{2+}$-Kanäle in der Plasmamembran, stellen einen weiteren, bedeutsamen Risikofaktor für neuronale Degeneration dar, insbesondere wenn die Kalzium-Pufferkapazität im Axon begrenzt ist.

Der Eintritt von Kalzium in Mitochondrien ist prinzipiell notwendig, um die ATP-Synthese zu stimulieren und damit die Energieversorgung neuromodulatorischer Netzwerke zu sichern. Hierbei handelt es sich um einen evolutionär alten Mechanismus, der beispielsweise auch in Muskelzellen zu finden ist. So kommt bei einem vorübergehenden ATP-Mangel die Aktivität der Zelle nicht zum Stillstand. Das wäre eine reale Gefahr, denn ansonsten würden bei einem akuten Ausfall der Energieversorgung, z. B. bei Glukosemangel, alle zielgerichteten Bewegungen in motorischen Netzwerken ihren Antrieb verlieren. Eine solche Daueraktivität ist auch im Rahmen von anderen, essentiellen Hirnfunktionen zu beobachten, wie bei der Ausbildung einer circadianen Tag/

Nacht-Rhythmik, aber auch bei der überlebensnotwendigen Fluchtreaktion durch Aktivierung des sympathischen Nervensystems. All diese Situationen erfordern die Bereitstellung von ausreichend Energieträgern, dem ATP. Es ist daher nicht überraschend, dass der Energieverbrauch unseres zentralen Nervensystems sehr hoch ist, insbesondere im Bereich der synaptischen Kontakte.

Alles hat aber seinen Preis und so leiden besonders die Mitochondrien in Neuronen über die Zeit. Ständig erhöhte Kalzium-Konzentrationen führen nämlich zu einer gesteigerten Durchlässigkeit (Permeabilität) und Hyperpolarisierung ihrer Membranen, was wiederum eine vermehrte Freisetzung von Sauerstoffradikalen (ROS) und reaktiven Nitrogen-Spezies (RNS) zur Folge haben. Daneben stimuliert Kalzium die oben genannte Eiweiß spaltende Protease Calpain und fördert damit auch die Aggregation und Toxizität von α-Synuklein, einem Schlüsselprotein der Parkinson-Erkankung. Vor diesem Hintergrund ist nachvollziehbar, dass klinische Studien mit Kalziumkanalblockern (z. B. Dihydropyridine) nicht nur in der Kardiologie, sondern auch bei Parkinson-Kranken ihre Berechtigung haben.

Zusammengenommen müssen Nervenzellen in der Substantia nigra und anderen Hirnstammkernen mit stark verzweigten Fortsätzen aufgrund ihrer morphologischen und elektrophysiologischen Besonderheiten im Alter als besonders gefährdet angesehen werden (Abb. 2.10). Es ist also nicht überraschend, dass ab dem 60. Lebensjahr oxidative Schäden in diesen Zellen auftreten. Darüber hinaus führen mitochondriale und endosomale Transport-Störungen bevorzugt in diesen entwicklungsgeschichtlich alten Hirnstamm-Arealen zur neuronalen Degeneration.

Auf den Punkt gebracht

- Lange und stark verzweigte neuronale Fortsätze stellen hohe Anforderungen an den Protein- und mRNA-Transport in Axonen sowie an die Energieversorgung mit ATP.
- Genetische Veränderungen in mitochondrialen oder mRNA-transportierenden Eiweißen prädisponieren daher zur Parkinson-Krankheit.
- Die Schrittmacherfunktion der beim Parkinson betroffenen nigro-striatalen Neurone stellt sicher, dass ständig eine gewisse Mindestmenge an Dopamin im Zielgebiet zur Verfügung steht.
- Die andauernde Aktivität führt zu Kalzium-Fluktuationen, die eine gesteigerte Durchlässigkeit von mitochondrialen Membranen und intrazelluläre Freisetzung von schädlichen Sauerstoffradikalen (ROS) und reaktiven Nitrogen-Spezies (RNS) zur Folge hat.
- Bei der Parkinson-Krankheit müssen etwa die Hälfte der 500.000 dopaminergen Neurone in der pars compacta der Substantia nigra zugrunde gehen, bevor klinische Symptome auftreten.

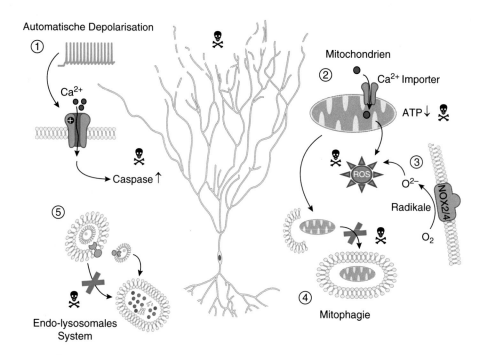

Abb. 2.10 Zusammenfassende Darstellung der Gefahren, denen dopaminerge Neurone in der Substantia nigra mitsamt ihren im Striatum stark verzweigten Axonen ausgesetzt sind. Die automatische Depolarisation (1) führt zu erhöhtem Kalzium-Einstrom in die Zelle, der Caspasen aktiviert und Mitochondrien schädigen kann (2). Freie Radikale, die in Mitochondrien und durch membranständige Enzyme gebildet werden (3), führen zu oxidativem Stress und sind damit potentiell toxisch. Zumeist genetisch bedingte Defekte in der Mito- und Autophagie (4) sowie im endo-lysosomalen System (5) stören die Protein-Homöostase und resultieren in einer axonalen Degeneration und letztlich im neuronalen Zelltod

2.2.3 Spezifische Ursachen der Parkinson-Krankheit

Einen sekundären Parkinson bekommt man beispielsweise als Folge von Medikamenten, die eine anti-dopaminerge Wirkung entfalten, indem die Dopamin-Rezeptoren blockiert werden. Haloperidol wäre eine solche Substanz, die bei Wahn- und Realitätsverlust (Psychosen) Anwendung findet. Daneben können auch Durchblutungsstörungen ein Parkinson-Syndrom sekundär hervorrufen. Im Gegensatz dazu seht der sporadische (nicht in Familien gehäuft auftretende) Morbus Parkinson, der die besprochenen aminergen Hirnstammkerne betrifft (insbesondere die Substantia nigra). Bei dieser primären Erkrankungsform wurden früher Umweltnoxen angeschuldigt, die Symptome auszulösen (zumeist Pestizide, Herbizide oder Leicht- und Schwermetalle). Daneben sollen auch traumatische Verletzungen des Schädels und damit einhergehende Erschütterungen des Gehirns die Wahrscheinlichkeit erhöhen, an Parkinson zu erkranken. Beispielsweise wird die Krankheit bei Profi-Boxern, darunter bei dem früheren Schwergewichts-Boxweltmeister Muhammad Ali, oft schon im mittleren Lebensalter diagnostiziert.

Obwohl als gesichert gelten muss, dass exogene Einflüsse zu einem vermehrten Auftreten der Krankheit führen, gehen wir heute davon aus, dass es sich in erster Linie um intrinsische (endogene) Risikofaktoren handelt, die letztlich die Krankheit verursachen. Äußere Faktoren können aber den Zeitpunkt des Einsetzens von Symptomen vorverlegen. Andererseits gibt es auch Hinweise darauf, dass Umweltfaktoren den Beginn der Symptomatik verzögern. So wurde eine statistisch signifikante Verminderung des Parkinson-Erkrankungsrisikos durch regelmäßigen Konsum von Kaffee nachgewiesen. Dieses wird auf Polymorphismen (Veränderungen der Basenabfolge in der DNA) in einem Gen (CYP1A2) zurückgeführt, das für den Abbau von Koffein von Bedeutung ist. Es sind aber auch einzelne DNA-Veränderungen bekannt, z. B. die Q65P-Mutation in einem lysosomalen Ionenkanal (LysoK$_{GF}$), die die Kanal-Funktion verbessern und damit das Risiko vermindern, an Parkinson zu erkranken. Die Mehrzahl der gefundenen genetischen Besonderheiten geht aber mit einem erhöhten Risiko einher, die Erkrankung zu bekommen.

Wie oben diskutiert, ist also davon auszugehen, dass eine starke metabolische Belastung am Limit arbeitender Nervenzellen im Hirnstamm und ungünstige genetische Voraussetzungen zusammenkommen müssen, um eine neuronale Degeneration auszulösen. Es wird durch die hohe Forschungsintensität in diesem Bereich immer deutlicher, dass schon viele Jahre vor Krankheitsbeginn die oben erwähnten Hirnstammkerne in diversen Funktionen eingeschränkt sind. So zeigen sie oft Veränderungen im Bereich der Protein-Homöostase. Insbesondere sind Defekte im Proteinabbau festzustellen, die nach einem längeren Zeitintervall zu einer Ansammlung und Zusammenlagerung (Aggregation) von Proteinen im Zytoplasma führen. Störungen in den Mitochondrien, die zu einer verminderten Energieproduktion führen, sind ebenso nachweisbar.

Für eine wesentliche Rolle genetischer Faktoren bei der Entstehung (Pathogenese) von neurodegenerativen Erkrankungen spricht insbesondere, dass viele Patienten wenigstens einen Verwandten ersten Grades haben, der ebenfalls an der Erkrankung leidet. Bei 5–10 % aller Parkinson-Patienten lässt sich eine vererbbare Ursache der Krankheit feststellen. Einige dieser Gene sind in den letzten Jahren durch spezielle DNA-Analysen des gesamten kodierenden Genoms, also aller rund 20.000 Protein-bildenden Gene eines Menschen, identifiziert worden.

Es handelt sich bei diesen Untersuchungen um **genomweite Assoziationsstudien** (GWAS), die mittels moderner *next-generation sequencing*-Verfahren in mehreren Zentren weltweit ausgeführt werden, um möglichst viele Patienten in eine Untersuchung einschließen zu können. Interessanterweise werden in solchen genetischen Analysen immer wieder einzelne Basen-Austausche (*single-nucleotide polymorphisms*) gefunden, die einige der bereits bekannten, familiär vorkommenden Parkinson-Gene betreffen. Gelegentlich handelt es sich auch um DNA-Sequenzen, die nicht direkt für diese Proteine kodieren, aber im Zusammenhang mit ihnen stehen, indem sie beispielsweise das Ablesen der mRNA eines Parkinson-assoziierten Proteins beeinflussen.

Bisher war man davon ausgegangen, dass nur wenige jüngere Patienten eine monogene, also nur durch eine einzelne Genveränderung bedingte Prädisposition zum Morbus Parkinson zeigen. Allerdings lässt sich heute bei etwa der Hälfte der Erkrankten unter 50 Jahren tatsächlich ein solcher Gendefekt nachweisen. Es ist aber wichtig zu wissen, dass angeborene Genmutationen, die zur Herstellung defekter Eiweiße führen, in allen Zellen vorhanden sind und zumeist nicht nur in bestimmten neuronalen Kerngebieten exprimiert werden. Das bedeutet, dass sie in der Regel für die neuronale Degeneration nicht allein verantwortlich gemacht werden können. Es muss also eine zusätzliche Eigenschaft in betroffenen Nervenzellen hinzukommen, z. B. die oben beschriebene spezielle axonale Morphologie oder besondere metabolische Erfordernisse.

Heute wissen wir, dass mehr als 20 verschiedene Gene in ihrer mutierten Form die Parkinson-Krankheit auslösen können. Darunter ist eines, das für die Ubiquitin-Ligase Parkin kodiert. Parkin ist notwendig für die Mitophagie, d. h. für den Abbau alter oder geschädigter Mitochondrien. Eine inaktivierende Mutation stört genau diese Funktion von Parkin. Ebenso wird bei der Mitophagie die PTEN-induzierte putative Kinase 1 (PINK1) benötigt, die mit einem vererbbaren Morbus Parkinson assoziiert ist. Der normale Umsatz von Mitochondrien, ihr ständiger Auf- und Abbau ist offenbar von entscheidender Bedeutung für metabolisch und bioenergetisch hoch belastete Neurone. Wie oben erwähnt, führen Störungen in der Energieversorgung zu vorgezogener Alterung (Seneszenz) bis hin zum Zelltod. Dafür scheint insbesondere eine verminderte Aktivität des mitochondrialen Komplex I, der NADH-Dehydrogenase, verantwortlich zu sein.

Auf den Punkt gebracht

- Für das primäre (idiopathische) Parkinson-Syndrom gibt es keine bekannte, spezifische Ursache.
- Durchblutungsstörungen oder Medikamente, die Dopamin-Rezeptoren blockieren, können zu einem sekundären Morbus Parkinson führen.
- Die Krankheit wird nicht allein durch Umweltgifte oder traumatische Hirnverletzungen ausgelöst, kann durch diese aber früher auftreten.
- Bei 5–10 % aller Parkinson-Patienten (bei 50 % der unter 50-jährigen) lässt sich eine vererbbare Ursache der Krankheit feststellen.
- Über 20 Gene wurden bisher entdeckt, die in ihrer mutierten Form zu einer Parkinson-Krankheit führen. Darunter sind insbesondere solche, die den Auf- und Abbau von Mitochondrien in Nervenzellen betreffen.

2.2.4 Alpha-Synuklein: ein Schlüsselprotein des Morbus Parkinson

Das bekannteste Parkinson-assoziierte Gen heißt abgekürzt SNCA und wurde 1997 erstmals in seiner mutierten Form in einer großen italienischen Familie entdeckt. Die Mutation wird autosomal-dominant vererbt und führt zu einer strukturellen Veränderung des durch SNCA kodierten Proteins, α-Synuklein (das homologe β-Synuklein wird durch das SNCB-Gen kodiert). Es finden sich bei den Betroffenen dann molekular feine, faserartige Strukturen, die α-Synuklein-Fibrillen, mit etwa 10 nm Durchmesser.

Außerdem bindet α-Synuklein an diverse andere Proteine. Eines davon ist Ubiquitin, das als ein molekularer Marker für abzubauende Proteine in allen Zellen vorkommt. Solche intrazellulären Aggregate werden nach dem Neurologen Friedrich Lewy (1885–1950) als Lewy-Körperchen bezeichnet (*Lewy-bodies*). Es handelt sich neuropathologisch um komplexe Mixturen von Proteinen, Lipiden, zellulären Membranen und verformten Organellen, d. h. auch Mitochondrien oder Lysosomen finden sich in diesen Aggregaten. Die enorme Bedeutung, die insbesondere dem α-Synuklein im Rahmen der Parkinson-Krankheit zukommt, zeigt sich daran, dass neben einer Degeneration der Substantia nigra der Nachweis einer Anreicherung dieses Proteins für eine definitive Diagnose des idiopathischen, d. h. ohne erkennbare Ursache aufgetretenen Morbus Parkinson ausreicht.

Das normale α-Synuklein ist ein lösliches, 140 Aminosäuren langes und 14 Kilodalton (kDa) schweres Protein. Es stellt mit rund 1 % der gesamten zytosolische Proteinmenge eines der häufigsten Eiweiße in Nervenzellen dar und bindet durch Wechselwirkungen seiner am Anfang der Aminosäurenkette sitzenden N-terminalen Domäne an Phospholipide in Plasmamembranen. Dieser amphipathische (gleichzeitig hydrophile und lipophile Eigenschaften aufweisende) Abschnitt von α-Synuklein besteht aus elf Aminosäuren, der vier Mal wiederholt wird. Die daraus resultierende räumliche Sekundärstruktur stellt eine α-Helix dar, die an weitere α-Helices und eben auch an Membranen binden kann. Eine wichtige Rolle spielt α-Synuklein daher bei der Exozytose von Dopamin und anderen Transmittern, da es mit dem SNARE-Proteinkomplex interagiert, der ebenfalls α-Helices aufweist und für die Verschmelzung von Vesikelmembranen mit der äußeren Plasmamembran verantwortlich ist. Es ist also nicht überraschend, dass α-Synuklein an der Dopamin-Freisetzung im Striatum beteiligt ist.

Außerdem können zwei α-Synuklein-Moleküle über ihre zentrale NAC-Domäne (*non-amyloid-component*) aneinander binden und so ein Dimer formen. Eine zu hohe Konzentration von α-Synuklein oder ein einziger Aminosäuren-Austausch, z. B. bei einer SNCA-Mutation, führen zu einer Vernetzung (Oligomerisierung) von 2 bis 100 einzelnen Monomeren. Allerdings sind nicht nur hohe α-Synuklein-Spiegel für die Bildung von Lewy-Aggregaten verantwortlich, sondern auch post-translationale Protein-Modifikationen. So fördern eine Phosphorylierung, Ubiquitinierung, Nitrierung, aber auch eine Verkürzung (Trunkierung) von α-Synuklein die Fibrillenbildung.

Die Bildung dieser molekularen Fasern findet durch pathologische Phasenübergänge statt, die durch Veränderungen der physiko-chemischen Eigenschaften von Oligomeren und anderer beteiligter Moleküle bestimmt werden. Wenn die Anzahl an molekularen Interaktionen einen kritischen Schwellenwert überschreitet, kommt es zur Perkolation, d. h. zu einem plötzlichem Wechsel der spezifischen Merkmale dieser auch biomolekularen Kondensate genannten Oligomere (Abb. 2.11).

Zu den physikalischen Merkmalen zählen beispielsweise die Viskosität, Elastizität oder auch die Oberflächenspannung dieser im Zytoplasma schwimmenden Protein-Inseln. Durch genetische Variationen, post-translationale Modfikationen, pH-Wert-Änderungen in der Zelle oder auch durch oxidative Prozesse, z. B. durch das oben erwähnte an α-Synuklein bindende HNE, wird die Entstehung solcher Kondensate gefördert. Neben Proteinen enthalten diese Inseln auch eine Reihe von RNA-Molekülen und werden in einem letzten Schritt, einem flüssig-zu-fest-Phasenübergang, schließlich zu einem unlöslichen Aggregat, den genannten Lewy-Körperchen.

Abb. 2.11 Nach einem Phasenübergang bilden sich im Zytoplasma biomolekulare Kondensate, Inseln spezieller molekularer und physikochemischer Eigenschaften, in denen verschiedenste Interaktionen zwischen einzelnen Proteinen, Eiweiß-Oligomeren und RNA-Molekülen auftreten. Die genaue pathomechanistische Bedeutung dieser Kondensate ist noch unklar

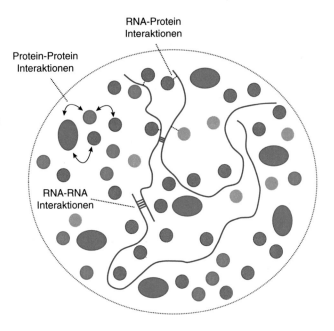

Fibrillen sind gefährlicher als Aggregate

Nicht die unlöslichen Aggregate, sondern die α-Synuklein-Fibrillen wären dieser Theorie nach also die eigentlich toxischen Zwischenstufen auf dem Weg zu den Kondensaten, auch da sie die Transmitterfreisetzung über Bindung an synaptische Vesikel blockieren und sich an Membranen diverser Organellen (Mitochondrien, Lysosomen, ER, Golgi-Apparat) und an das Proteasom anlagern können. Damit beeinträchtigen die Fibrillen deren jeweilige Funktionen entscheidend. Sie können sogar die Plasmamembran direkt durchstoßen und zerstören. Nach Ausschleusung aus der Zelle aktivieren sie einen Toll-ähnlichen Rezeptor (TLR2 und TLR4) auf Mikrogliazellen. Dieser löst eine Entzündungsreaktion im Nervengewebe aus, die neurodegenerative Prozesse beschleunigen kann. Außerdem bindet α-Synuklein an einen mikroglialen Fc-Rezeptor (FcγRIIB) und kann dadurch die Phagozytose-Aktivität der Zellen beeinflussen. Diese betrifft auch noch lebende Neurone, d. h. Mikroglia kann Nervenzellen, die noch nicht abgestorben sind, vollständig abräumen.

Das von Nervenzellen freigesetzte α-Synuklein bindet aber nicht nur an Mikroglia, sondern wird auch von Astrozyten aufgenommen und kann in diesen – genauso wie in Neuronen – Aggregate bilden. Die Astroglia antwortet darauf mit einer Induktion von pro-inflammatorischen Zytokinen (IL-1,

IL-6 und TNFα) und Chemokinen (CXCL1). Wieder spielt ein Toll-ähnlicher Rezeptor (TLR4) hierbei offenbar eine wichtige Rolle. Schließlich ist die normalerweise so wichtige Aufnahme von Glutamat durch Astrozyten und ihre Beteiligung an der Blut-Hirn-Schranke gestört. Interessanterweise führt eine vermehrte Expression von α-Synuklein-Mutanten (A53T) in Astrozyten auch zur Degeneration von Nervenzellen mit entsprechenden motorischen Ausfällen in Tiermodellen der Parkinson-Krankheit. Das unterstreicht die Bedeutung von Gliazellen in der Pathogenese des Morbus Parkinson.

Es ist somit für alternde Nerven- und Gliazellen von besonderer Bedeutung, die Konzentration von α-Synuklein intrazellulär kontrollieren zu können. Dafür werden das lysosomale Autophagie-System (besonders die oben genannte Chaperon-mediierte Autophagie), aber auch das Proteasom benötigt. Ist aber die Autophagie defekt oder im Alter nur noch eingeschränkt aktiv, fördert das die weitere Anreicherung von α-Synuklein und anderen Eiweißen, die damit noch leichter interagieren können. In einem derartigen Teufelskreis führen somit α-Synuklein-Oligomere zu einer weiteren Hemmung des intrazellulären Protein-Abbaus. Nicht überraschend war daher der Nachweis, dass eine Reduktion von α-Synuklein im Gehirn eine deutliche Verbesserung der motorischen Ausfälle in Tiermodellen der Erkrankung bewirken kann.

Interessanterweise ist α-Synuklein aber nicht nur ein Substrat für die Autophagie, sondern kann selbst die Bildung von Autophagosomen beeinträchtigen. Versuche, die Autophagie pharmakologisch wieder anzustoßen, z. B. mit dem Medikament Rapamycin, scheiterten bisher leider an den immunologischen Nebenwirkungen, denn Rapamycin unterdrückt das Immunsystem. Es ist aber durch genetisch veränderte Astrogliazellen gelungen, die neuronale Autophagie wieder anzustoßen. Damit konnte die Neurotoxizität von α-Synuklein reduziert werden. Umgekehrt nehmen auch Gliazellen neuronale Organellen und Protein-Aggregate auf, die von Nervenzellen abgegeben wurden, und bauen sie ab.

Aggregate finden sich nicht nur in Nervenzellen

Da ein Anstieg von α-Synuklein auch bei anderen neurologischen Erkrankungen beobachtet wird, spricht man bei der Parkinson-Krankheit von einer Synukleinopathie. Zu diesen gehören die Demenz mit Lewy-Körperchen oder die multiple Systematrophie (MSA). Erstere fällt durch α-Synuklein-Aggregate im frontalen Cortex auf. Bei der MSA findet man die Aggregate hauptsächlich in Oligodendrozyten, also in der Myelin bildenden Glia.

Es muss in diesem Zusammenhang wiederholt darauf hingewiesen werden, dass bei neurodegenerativen Erkrankungen die beschriebenen genetischen Variationen in allen Körperzellen, d. h. nicht nur in Neuronen, zu finden sind und die Folgen einer Mutation für den zellulären Metabolismus prinzipiell auch für Gliazellen relevant sind. Allerdings gibt es in verschiedenen Zellen unterschiedliche Mengen der in Frage kommenden Genprodukte, d. h. deren Expressionslevel sind meistens verschieden. So wird beispielsweise in Astrozyten deutlich weniger α-Synuklein gebildet als in Nervenzellen.

Eine Zunahme von normalem, nicht mutiertem α-Synuklein kann durch Vermehrung (Duplikationen oder Triplikationen) des SNCA-Gens oder durch einzelne Basenaustausche in nicht-kodierenden Bereichen, den *enhancer*-Regionen, verursacht werden. Eine Mutation im SNCA-Promoter könnte beispielsweise zu einer erhöhten Produktion des Proteins über eine vermehrte Transkription der mRNA führen. Dabei korreliert das Ausmaß der Überexpression von α-Synuklein mRNA mit dem Schweregrad der Erkrankung im Sinne eines rascheren und mit weiteren Symptomen, z. B. mit einer Demenz, kombinierten Krankheitsverlaufs.

Auf den Punkt gebracht

- Die bekannteste zur Parkinson-Krankheit führende Gen-Mutation betrifft das α-Synuklein. Dieses in Nervenzellen häufig vorkommende Protein kann Fibrillen und Aggregate bilden, die als Lewy-Körperchen bezeichnet werden.
- Die α-Synuklein-Oligomere stellen vermutlich die krankmachenden Vorstufen der Aggregate dar, da sie die Transmitterfreisetzung blockieren und Plasmamembranen verletzen können.
- Die Freisetzung von α-Synuklein führt zur Aktivierung von Toll-ähnlichen Rezeptoren auf Mikrogliazellen und zur Aufnahme in Astroglia. Beides kann eine Entzündungsreaktion im Gehirn auslösen.
- Je mehr α-Synuklein gebildet wird, desto schwerer verläuft die Erkrankung.

2.2.5 Die Prionen-Theorie beim Morbus Parkinson

Pathologische α-Synuklein-Formen können auch von außen in Nervenzellen aufgenommen und über synaptische Kontakte an benachbarte Neurone weitergegeben werden. Damit breitet sich die Parkinson-Pathologie im Gehirn schneller aus. Exogen applizierte Antikörper gegen α-Synuklein sind in der Lage, den Transport von α-Synuklein von Nervenzelle zu Nervenzelle zu hemmen. Interessanterweise trifft die Weitergabe des Proteins aber nicht auf alle synaptischen Kontakte zu, denn bestimmte Neurone scheinen gegenüber einer solchen „Synuklein-Infektion" resistenter zu sein als andere.

Zellen können also Eiweiße direkt über ihre äußeren Plasmamembranen aus der Zelle heraustransportieren oder aber in Bläschen (Vesikel) verpackt über Exozytose ausschleusen. Diese Vesikel haben verschiedene Namen: Mikrovesikel, Exosomen oder apoptotische Körperchen. Sie werden hinsichtlich ihrer Größe, ihres Sekretionsweges und aufgrund spezifischer Markerproteine klassifiziert. Exosomen entstehen – anders als Mikrovesikel – wiederum aus größeren Vesikeln, den multi-vesikulären Körperchen (MVBs, s. Abb. 2.3).

MVBs verschmelzen mit der Plasmamembran und geben ihren Inhalt, darunter die Exosomen, in den extrazellulären Raum hinein ab. Die Exosomen sind also eher klein (50–100 nm im Durchmesser) und können mittels Elektronenmikroskopie oder hochvergrößernder Lichtmikroskopie sichtbar gemacht werden. Sollte das lysosomale System nicht mehr voll funktionstüchtig sein, werden α-Synuklein-Oligomere offenbar in größeren Mengen über Exosomen an benachbarte Neurone weitergegeben und breiten sich so im Gehirn aus.

Eine Weitergabe von α-Synuklein-Oligomeren aus pathologisch veränderten Zellen an benachbarte, gesunde Zellen, die sich dann ebenso krankhaft verändern können, folgt der von Stanley Prusiner erstmals beschriebenen Prionen-Theorie. Sie besagt, dass von außen eingebrachte, fehlerhaft gefaltete, d. h. in ihrer dreidimensionalen Struktur beeinträchtigte Eiweiße eine neurodegenerative Krankheit auslösen können, indem sie den gleichen, korrekt gefalteten Eiweißen in Nerven- oder Gliazellen ihre pathologische Struktur und damit eine Fehlfunktion praktisch aufzwingen können.

Diese Hypothese wurde im Rahmen der Kuru-Krankheit in Papua-Neuguinea beim Menschen erstmals beschrieben und bei der Scrapie-Krankheit von Schafen sowie bei der Rinder-Enzephalitis (BSE) in den 1980er Jahren weiterentwickelt. Es findet also eine Übertragung eines quasi „infektiösen" Agens statt, ohne dass Viren, Bakterien oder Pilze beteiligt wären. Falsch gefaltete Prionproteine wurden tatsächlich in Form von Fibrillen und Amyloid-Ablagerungen im Gehirn von Patienten nachgewiesen, die an der Creutzfeldt-Jakob-Erkrankung leiden, einer schnell fortschreitenden Demenz-Form.

Hirnnerven befördern pathologische Eiweiße in das Gehirn

Übertragbare, Prion-ähnliche Eigenschaften werden für α-Synuklein, aber auch für die bei der Alzheimer-Krankheit vermehrt auftretenden Aβ-Peptide und das Tau-Protein diskutiert, die im nächsten Abschnitt beschrieben werden. Interessanterweise sind die typischen Alzheimer-Ablagerungen und Lewy-Körperchen häufig gemeinsam im Gehirn zu finden. Insbesondere treten beide frühzeitig im Riechkolben, dem Bulbus olfactorius, auf, was zu den bei beiden Erkrankungen beschriebenen Riechstörungen führen könnte.

Der Bulbus olfactorius weist zahlreiche axonale Verbindungen zum Riechepithel in der Nasenhöhle auf, von dem aus Fremdsubstanzen und Toxine, aber auch Entzündungsmediatoren oder Viren relativ leicht in das Gehirn gelangen können. Auffällig ist, dass schon früh Eiweiß-Ablagerungen nicht nur im olfaktorischen System, sondern auch im Hirnstamm nachgewiesen werden. Der zum autonomen Nervensystem gerechnete Nucleus dorsalis nervi vagi ist hier besonders betroffen.

Der Vagus-Kern bildet den Ursprung des efferenten, Eingeweide steuernden (viszeromotorischen) Anteils des zehnten Hirnnerven, des Nervus vagus. Er verbindet den Hirnstamm direkt mit den Organen im Brustkorb und in der Bauchhöhle. Der zehnte Hirnnerv ist damit prinzipiell in der Lage, krankmachende Substanzen wie etwa Viren, Toxine oder Prionen in den Schleimhäuten von Brust- und Bauchorganen aufzunehmen und weiter zum Hirnstamm zu transportieren. Viele dieser Forschungsarbeiten und auch die in der Neuropathologie heute verwendete Einteilung der Parkinson-Krankheit gehen auf den bekannten Frankfurter Anatomen Heiko Braak zurück (Abb. 2.12).

Diverse tierexperimentelle Befunde scheinen die Hypothese von Braak zu bestätigen. So sind pathologische α-Synuklein-Formen aus dem Darm nicht im Vagus-Kern zu finden, wenn vor der Injektion von α-Synuklein in den Darm der Nervus vagus durchtrennt wurde. Interessanterweise wurde die Lewy-Pathologie auch schon in Darm-Biopsien von Parkinson-Patienten gefunden. Möglicherweise sind die vor Auftreten der typischen Parkinson-Symptome beschriebenen Verdauungsstörungen dadurch zu erklären. Ein Beispiel von Lewy-Körperchen ähnlichen Aggregaten in den Nervengeflechten des Darms zeigt Abb. 2.13.

Vom Darm aus könnten pathologische Eiweiße also in den Vagus-Kern der Medulla oblongata und dann weiter in diejenigen Hirnareale gelangen, die mit den viszeromotorischen Neuronen des dorsalen Vagus-Kerns synaptisch verbunden sind („Darm-Hirn-Achse"). Obwohl eine definitive Bestätigung dieser Theorie noch aussteht, liefert sie eine mögliche Erklärung für die Entstehung von neurodegenerativen Erkrankungen durch krankhafte Veränderungen außerhalb des Gehirns. Darüber hinaus wurde pathologisches α-Synuklein auch schon in der Haut von Parkinson-Patienten gefunden, so dass eine einfache Haut-Biopsie die Diagnostik zukünftig unterstützen könnte.

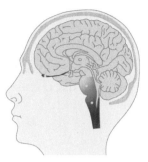
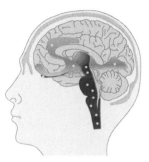
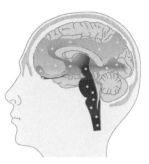

Braak Stadium I/II

Olfaktorisches System
Medulla oblongata
Pons
Rückenmark

Braak Stadium III/IV

Basales Vorderhirn
Limbisches System
Thalamus
Temporaler Cortex

Braak Stadium V/VI

Inselrinde
Assoziationscortex
Primäre Cortexareale

Abb. 2.12 In frühen Stadien der Parkinson-Krankheit (Braak Stadium I/II) finden sich intrazelluläre α-Synuklein-Aggregate (gelbe Punkte) bevorzugt in aminergen und cholinergen Kerngebieten im Hirnstamm (dunkle Färbung). In den folgenden Stadien (III und IV) werden Neurone im Mittelhirn und im basalen Vorderhirn infiltriert, möglicherweise über einen Prionen-ähnlichen Mechanismus. In den fortgeschrittenen Stadien (V/VI) ist die neuronale Degeneration und die nach Lewy benannte Pathologie auch in der Inselrinde und im Neocortex zu finden. In diesem Schema ist der Sinus sagittalis superior grau markiert. Es handelt sich um ein großes, von harter Hirnhaut gebildetes Blutgefäß, über das venöses Blut aus dem Neocortex und ein Teil des Nervenwassers mit Abbauprodukten der Lewy-Aggregate abgeleitet wird

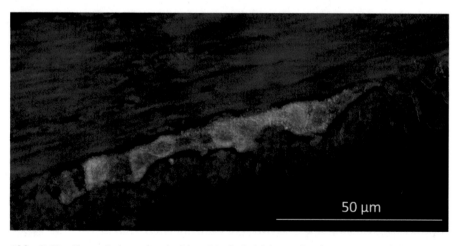

Abb. 2.13 Ein zwischen den beiden Muskelschichten des humanen Dickdarms gelegenes enterisches Ganglion mit rot markierten Nervenzellen und hellgrün fluoreszierenden Synuklein-Aggregaten (K.H. Schäfer, Molecular Neurodegeneration, DOI 10.21203/rs.3.rs-86154/v1)

Die Schwierigkeiten einer eindeutigen Pathogenese des Morbus Parkinson

Vermutlich sind bei der Bildung pathologischer Aggregate im Darm spezielle Makrophagen beteiligt. Es wird daher davon ausgegangen, dass das Immunsystem im Rahmen der Darm-Hirn-Achse eine wichtige Rolle spielt. In diesem Zusammenhang muss auf die grundsätzliche Bedeutung des Darminhalts, des Mikrobioms, auf unser Gehirn eingegangen werden. Wir wissen, dass eine Vielzahl von Bakterien, aber auch Viren und Pilze, im Dünn- und Dickdarm unser Nerven- und Immunsystem im ganzen Körper beeinflussen kann. Diese Wirkung erfolgt wahrscheinlich über spezielle Fettsäuren und Lipopolysaccharide, die von den Mikroorganismen des Darms freigesetzt werden und auf dem Blutweg oder über Nervenverbindungen auch auf das Gehirn einwirken. Aufgrund von Beobachtungen an Mäusen, die Bakterienfrei in speziellen Käfigen gehalten werden, muss angenommen werden, dass unser Mikrobiom die Pathologie neurodegenerativer Krankheiten verschlechtert. Es wurde nämlich beobachtet, dass eine generelle Reduktion der Keimzahl im Darm, z. B. durch Antibiotika-Gabe, die klinische Symptomatik beim Morbus Parkinson und auch beim Morbus Alzheimer positiv beeinflussen kann.

Beides, der mögliche Beginn einer neurodegenerativen Pathologie im Darm (oder anderswo im peripheren Nervensystem) und die Weitergabe von Synuklein von Zelle zu Zelle, sind also prinzipiell möglich. Die alleinige Ursache der Erkrankung gelangt aber sicher nicht durch den Nervus vagus in den Hirnstamm, denn die Wahrscheinlichkeit einer Parkinson-Erkrankung ist bei Menschen, denen der zehnte Hirnnerv nach Magen- oder Darmgeschwüren operativ durchtrennt wurde, nicht erhöht. Interessanterweise geht aber eine Appendektomie, also eine operative Entfernung des Wurmfortsatzes, fälschlich Blinddarm genannt, mit einem reduziertem Parkinson-Risiko einher.

Letztlich bleibt die genaue Lewy-Pathologie noch unklar. Es fehlt insbesondere das auslösende Agens, wenn es denn überhaupt das **eine** Agens gibt. Weiterhin ist nicht geklärt, warum Lewy-Körperchen auch in solchen Gehirnregionen zahlreich vorkommen, in denen Nervenzellen nur selten degenerieren. Sie werden beispielsweise nicht nur in der dopaminergen Substantia nigra gebildet, sondern auch in diversen anderen Kerngebieten des Hirnstamms, insbesondere in solchen, die biogene Amine herstellen (Adrenalin, Noradrenalin und Serotonin). Schließlich sind die Aggregate nicht für die

Parkinson-Krankheit spezifisch, denn sie kommen auch bei anderen neurologischen Erkrankungen vor. Überraschenderweise finden sich in den mit der Substantia nigra oder auch mit dem Locus coeruleus axonal verbundenen Arealen nur gelegentlich Lewy-Körperchen, obwohl sie nach der Prion-Hypothese über die synaptischen Kontakte eigentlich genau an diese Kerngebiete weitergegeben werden müssten. Es ist also davon auszugehen, dass für die Bildung der Aggregate noch spezielle intrinsische Eigenschaften befallener Neurone notwendig sind, die wir bisher noch nicht alle kennen.

Schließlich gehen die am häufigsten (autosomal-dominant) vererbbaren Formen der Parkinson-Krankheit, nämlich Mutationen im LRRK2-Gen (**L**eucin**r**eiche-**R**epeat-Serin/Threonin**k**inase 2), nicht immer mit einer Bildung von Lewy-Körperchen einher, obwohl auch in diesen Patienten das Autophagie-System und damit der Abbau von α-Synuklein gestört ist. Bei einer Parkin-Mutation treten Lewy-Körperchen ebenfalls seltener auf als bei sporadischen Formen. Zusammengenommen findet sich also nicht bei allen Patienten die typische Parkinson-Pathologie im Gehirn, und umgekehrt gibt es sie auch bei Menschen ohne Erkrankung. Es ist demnach davon auszugehen, dass die Lewy-Körperchen weder notwendig noch hinreichend für den neuronalen Zelltod im Gehirn Parkinson-Kranker sind und auch nicht mit der Schwere der klinischen Symptomatik korrelieren. Daher befinden wir uns wissenschaftlich in einer schwierigen Situation. Vermutlich führen eine Vielzahl pathogenetischer Mechanismen zum klinischen Bild der Parkinson-Erkrankung, genauso wie unterschiedliche Ursachen zur neuronalen Degeneration bei den verschiedenen Demenz-Formen führen, auf die im nächsten Abschnitt eingegangen wird.

Auf den Punkt gebracht

- α-Synuklein und andere Eiweiße können die Zelle über Exozytose verlassen. Sie werden in kleine Bläschen (Exosomen) verpackt und ausgeschleust.
- Die pathologischen α-Synuklein-Oligomere können sich daher im Gehirn ausbreiten und andere Zellen schädigen (Prionen-Theorie).
- Neben dem Riechnerv, dem 1. Hirnnerven, kann der 10. Hirnnerv, der Nervus vagus, einen Übertragungsweg für pathogene Substanzen (Viren, Toxine, Prionen) aus der Peripherie zum ZNS bilden.
- Lewy-Körperchen kommen auch in Gehirnarealen vor, in denen Nervenzellen nur selten degenerieren. Da man sie außerdem bei mehreren neurologischen Krankheiten findet, sind sie nicht spezifisch für den Morbus Parkinson.

2.3   Demenz und Morbus Alzheimer

In Deutschland gelten über 1,5 Millionen Menschen als dement. Neben dem individuellen Leid ist die Demenz damit auch gesamtgesellschaftlich von Bedeutung, da die globalen Kosten von Demenz-Syndromen schon jetzt bei über 500 Milliarden Euro jährlich liegen. Ab dem 60. Lebensjahr verdoppelt sich das Demenzrisiko etwa alle 5 Jahre. Altern ist damit der wichtigste Risikofaktor für die Entstehung einer Demenz. Über 50 verschiedene Demenz-Formen finden sich in der medizinischen Literatur, darunter die von Alois Alzheimer 1906 erstmals beschriebene Krankheit, die mit 60–70 % der Demenz-Fälle den größten Anteil ausmacht. Fast die Hälfte der über 85-jährigen hat eine Demenz, zwei Drittel davon sind Frauen. Das hängt vermutlich mit dem Abfall des weiblichen Geschlechtshormons Östrogen nach der Menopause zusammen, da weibliche Geschlechtshormone auch im Gehirn, insbesondere im Hippocampus, neurotrophisch wirksam werden, indem sie den Stoffwechsel stimulieren und die Netzwerk-Stabilität sichern. Ihr Fehlen kann also das Absterben von Neuronen beschleunigen.

Bei rund 10 % aller Alzheimer-Patienten tritt eine Frühform der Krankheit schon zwischen dem 40. und 50. Lebensjahr auf. Die meisten Patienten leben nach der Diagnosestellung durchschnittlich noch 7–8 Jahre, in einigen Fällen können es aber auch noch 20 Jahre sein. Die Erkrankung ist durch einen langsamen Verlauf und eine fortschreitende Abnahme der Nervenzellzahl in vielen Hirnregionen gekennzeichnet. Damit geht eine Verringerung der funktionellen Reserve über mehrere Jahre einher. Eine Ausnahme von dieser Regel bildet die seltene Creutzfeldt-Jakob-Krankheit, die sehr rasch voranschreitet und zumeist schon innerhalb eines Jahres zum Tode führt.

Die durch gefäßbedingte Mangeldurchblutung verursachte vaskuläre Demenz ist die zweithäufigste Form und beginnt auch oft rasch, bleibt dann aber über Jahre stabil, bevor sich die Symptomatik in Schüben weiter verschlechtert. Die Probleme treten in Abhängigkeit von derjenigen Hirnregion auf, die am stärksten von den Durchblutungsstörungen betroffen ist. Bei solchen Patienten finden sich auch eher Herzinfarkte, Schlaganfälle oder ein Diabetes mellitus in der Krankengeschichte. Aufgrund der bei den meisten Menschen vorhandenen Gefäßpathologie im Alter wird bei der Alzheimer-Erkrankung eine vaskuläre Komponente vermutet. Bei etwa der Hälfte der Patienten gehen wir daher von einer Mischform beider Demenz-Typen aus.

Schließlich wird bei einem kleinen Teil der Betroffenen die Erkrankung offenbar auch durch wiederholte Gehirnerschütterungen und einer dadurch ausgelösten Enzephalopathie ausgelöst. Obwohl prospektive Studien zu dieser wichtigen Frage noch durchgeführt werden müssen, legen die vorhandenen

Daten nahe, dass beispielsweise Profi-Fußballer aufgrund der zahlreichen Kopfbälle und Zusammenstöße mit drei Mal höherer Wahrscheinlichkeit im Alter dement werden als andere Sportler, die keine Kopftraumen erleiden.

2.3.1 Wie macht sich die Alzheimer-Krankheit bemerkbar?

Dem Beginn der Erkrankung geht bei vielen Patienten interessanterweise ein Gewichtsverlust voraus. Erste Gedächtnisstörungen machen sich oft durch räumliche Desorientierung bemerkbar, was auf degenerative Veränderungen im Temporallappen hinweist (Abb. 2.14). Außerdem vergessen die Patienten Bezeichnungen für gewöhnliche Objekte, beispielsweise für Haushaltsgeräte. Beim Uhrentest fällt es ihnen schwer, die Zahlen von 1 bis 12 korrekt in einen vorgegebenen Kreis einzutragen. Später sind alle drei expliziten Gedächtnisfunktionen, d. h. die Aufnahme, das langfristige Abspeichern und das Abrufen neuer Informationen beeinträchtigt. Beispielsweise werden Namen,

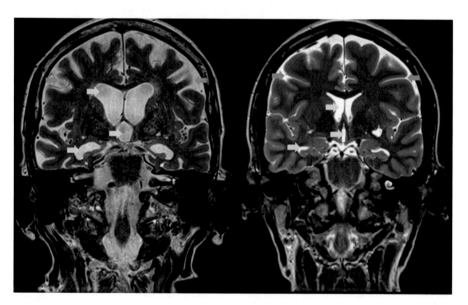

Abb. 2.14 In diesem Frontalschnitt durch das Gehirn eines 75-jährigen Patienten mit hochgradiger Alzheimer-Demenz (links) zeigen sich gegenüber einem 72 Jahre alten Patienten ohne kognitive Beeinträchtigung (rechts) erheblich erweiterte Ventrikel (gelbe Pfeile) und äußere Liquorräume (blaue Pfeile) sowie ein atrophierter Hippocampus (rote Pfeile). Der Liquor ist in dieser (T2-gewichteten) Kernspintomographie weiß dargestellt, die Hirnrinde hellgrau und das Marklager dunkelgrau (J. Fiehler, Universitätsklinikum Hamburg-Eppendorf)

Telefonnummern und Gesprächsinhalte leichter vergessen im Vergleich zu gesunden Altersgenossen. Daneben treten sprachliche Veränderungen auf, z. B. Wortfindungsstörungen und Wortumschreibungen.

Leider geht mit dem Verlust des Langzeitgedächtnisses auch der Bezug zur eigenen Lebensgeschichte verloren. Eindrücke aus der Kindheit bleiben noch am längsten abrufbar. In einem späten Stadium sind die Patienten dann nicht mehr in der Lage, finanzielle oder behördliche Angelegenheiten selbstständig zu erledigen. Ihre Kritik- und Urteilsfähigkeit ist deutlich eingeschränkt. Es können daneben auch Wahnvorstellungen auftreten. Im Unterschied zur Amnesie, dem reinen Gedächtnisverlust, und zur Aphasie, der reinen Sprachstörung, sind bei der Alzheimer-Demenz immer mehrere kognitive Funktionen gleichzeitig betroffen. Neuropathologisch zeigt sich im Endstadium ein verkleinertes (atrophes) Gehirn mit erweiterten Seitenventrikeln und Vertiefungen der Rinde (Sulci) sowie erheblich verschmälerten Windungen (Gyri).

Auf den Punkt gebracht

- Mit dem 60. Lebensjahr verdoppelt sich das Demenzrisiko alle 5 Jahre.
- Bei über der Hälfte der Demenz-Patienten liegt ein Morbus Alzheimer vor.
- Frauen sind häufiger betroffen als Männer, was vermutlich am Östrogen-Mangel im Alter liegt.
- Eine Mangeldurchblutung kann zur vaskulären Demenz führen. Eine Kombination beider Demenz-Formen ist häufig.
- Initiale Gedächtnisstörungen und räumliche Desorientierung deuten auf ein Problem im Temporallappen hin.
- Im weiteren Verlauf sind alle drei expliziten Gedächtnisfunktionen, also Aufnahme, Abspeichern und Abrufen neuer Informationen, beeinträchtigt.

2.3.2 Allgemeine Pathomechanismen

Neuropathologisch lassen sich bei der Erkrankung schon früh Defizite im Glukose-Stoffwechsel und Veränderungen der Neurotransmitter-Produktion, vorwiegend im cholinergen System, nachweisen. Der wichtigste Syntheseort des Neurotransmitters Acetylcholin im Vorderhirn, der Nucleus basalis, atrophiert. Ebenso sind cholinerge Neurone im Septum betroffen, das insbesondere für hippokampale Funktionen von großer Bedeutung ist. Es ist also die cholinerge Versorgung des frontalen Cortex, des Temporallappens und des Gyrus cinguli über dem Balken besonders beeinträchtigt. Alle diese Areale spielen eine wichtige Rolle bei unserem expliziten Gedächtnis. Daher sind die Produktion und der Abbau des Neurotransmitters Acetylcholin von großer Bedeutung für das Verständnis der Alzheimer-Krankheit (Abb. 2.15).

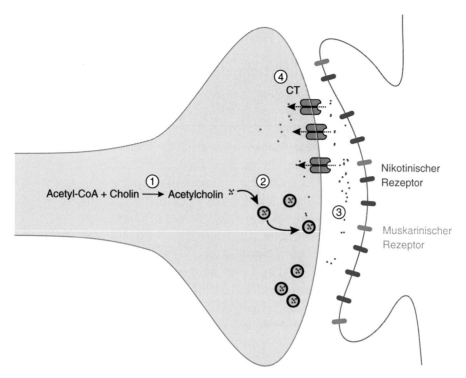

Abb. 2.15 Acetylcholin wird durch das Enzym Cholinacetyltransferase (1) aus Acetyl-CoA (aus den Mitochondrien) und Cholin gebildet. Acetylcholin wird dann aus dem Zytosol über einen vesikulären Acetylcholintransporter (VAchT) in neurosekretorische Vesikel aufgenommen (2). In jedem Bläschen sind bis zu 10.000 Acetylcholin-Moleküle enthalten. Nach Exozytose und Diffusion über den synaptischen Spalt aktiviert Acetylcholin Ionenkanäle (nikotinische Rezeptoren) oder G-Protein-gekoppelte (muskarinische) Rezeptoren, die nach ihren jeweiligen Agonisten (Nikotin bzw. Muskarin) benannt sind. Das Enzym Acetylcholinesterase (3) spaltet den Transmitter (rote Punkte) wieder in Cholin und Essigsäure (Acetat) auf und beendet so die Wirkung von Acetylcholin an der Synapse. Ein Cholin-Transporter (CT, 4) in der prä-synaptischen Membran führt zur Wiederaufnahme von Cholin (grüne Punkte) in die axonale Endigung, da Nervenzellen Cholin nicht selbst herstellen können

Wie oben ausgeführt, sind die meisten Alzheimer-Kranken über 65 Jahre alt und haben keine Familiengeschichte einer Demenz, d. h. ihre Angehörigen waren oder sind nicht von der Alzheimer-Demenz betroffen. Nach Durchführung großer genetischer Analysen finden sich aber auch bei diesen sporadischen Fällen immer wieder Besonderheiten auf DNA-Ebene, wie beispielsweise ein vermehrtes Auftreten des Lipoproteins ApoE4, das auf Chromosom 19 kodiert wird. Bei 35 % der Alzheimer-Patienten werden daneben Umwelt-bedingte Faktoren zumindest als Auslöser angenommen. Diese können sehr verschieden sein und reichen von einer verkürzten Schulbildung über Gefäßerkrankungen bis hin zu sozialer Deprivation (Einsamkeit) und Hörverlust. Bei 60–70 % der Betroffenen wird aber von einer genetischen Variation ausgegangen.

Zu den klassischen Alzheimer-Genen gehören das auf Chromosom 21 liegende Amyloid-Vorläuferprotein APP, weiterhin das Präsenilin-1 auf Chromosom 14 und das auf Chromosom 1 lokalisierte Präsenilin-2. Mutationen dieser Gene können eine frühe Demenzform verursachen (*early onset*) und werden zumeist **autosomal-dominant** vererbt, d. h. die Hälfte der Kinder einer betroffenen Person gibt die Mutation an die nächste Generation weiter. Daneben spielen Gen-Duplikationen, einzelne Basenaustausche und Mutationen eine wichtige Rolle. Auch können Gene betroffen sein, die das angeborene Immunsystem oder den Fettstoffwechsel betreffen.

Wesentlich für den Morbus Alzheimer ist – wie bei der Parkinson-Krankheit – eine neuronale Degeneration, die mit der Bildung typischer Eiweiß-Ablagerungen einhergeht. Dabei werden zwei Formen unterschieden: die senilen Amyloid-Plaques und intrazelluläre Fibrillen. Letztere sind verschieden von den oben besprochenen α-Synuklein-Fibrillen, entstehen erst im späteren Krankheitsverlauf und korrelieren im Unterschied zu den Plaques gut mit vorhandenen Gedächtnisstörungen.

Amyloid-Plaques lassen sich mit der Amyloid-Positronen-Emissions-Tomographie (PET) aufspüren und bestehen ultrastrukturell, d. h. bei hoher Vergrößerung im Elektronenmikroskop, aus Fibrillenbündeln von 5–10 nm Durchmesser. Da sie im Rahmen normaler Alterungsprozesse bei rund der Hälfte aller älteren Menschen auftreten, sind sie nicht für die Krankheit spezifisch und zeigen für sich genommen noch keine Einschränkung der Gedächtnisfunktion an.

Die Amyloid-Pathologie

In den senilen Plaques werden diverse Eiweiße, das Amyloid, abgelagert (Abb. 2.16). In der Umgebung finden sich degenerierte neuronale Fortsätze und entzündliche Prozesse, die durch zahlreiche Mikrogliazellen gekennzeichnet sind. Es wurde lange angenommen, dass die Plaques die eigentliche Ursache neuronaler Degeneration bei der Alzheimer-Krankheit darstellen. Diese Idee wurde unter dem Schlagwort Amyloid-Hypothese oder β-Amyloid-Kaskade Anfang der 1990er Jahre durch die Arbeiten von Hardy und Higgins bekannt.

Heute wird davon ausgegangen, dass die Plaques eher kompensatorisch entstehen. Es ist wahrscheinlich, dass gerade durch die Bildung von Plaques

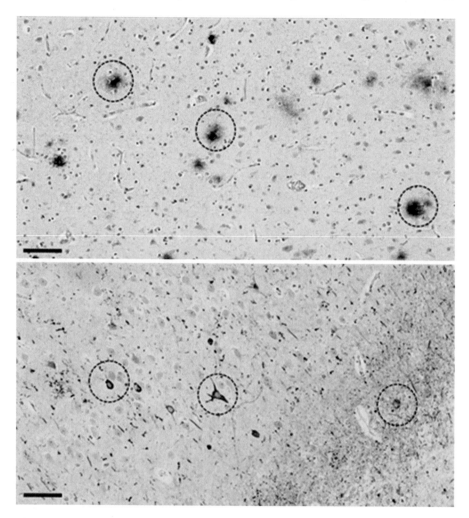

Abb. 2.16 Immunhistochemische Färbungen histologischer Schnitte aus dem Gehirn von Alzheimer-Patienten. Markiert sind die extrazellulär lokalisierten, bräunlichen Amyloid-Plaques im oberen Bild und rötliche intrazelluläre Tau-Fibrillen im unteren Bild. Letztere kommen nicht nur in neuronalen Zellkörpern, sondern auch in axonalen Fortsätzen vor. Bläulich gefärbt sind die Zellkerne von Neuronen und Glia. Der Balken in den Bildern entspricht 100 μm (A.M. Birkl-Töglhofer, Med. Uni. Graz)

pathologisch hohe Konzentrationen von löslichen Eiweiß-Bruchstücken durch Aggregation unwirksam und damit unschädlich gemacht werden (ähnlich wie bei der oben besprochenen α-Synuklein-Pathologie und den Lewy-Körperchen). Auf jeden Fall sind die Amyloid-Plaques nicht für den Morbus Alzheimer spezifisch und können auch bei kognitiv völlig intakten, 100 Jahre alten Menschen in großer Menge auftreten.

Die senilen Plaques werden vor allem durch das Aβ (beta-Amyloid) gebildet. Es handelt sich um 39–43 Aminosäuren lange Peptide, die durch fehlerhafte Umwandlung aus einem Vorläuferprotein entstehen, dem APP (*amyloid precursor protein*). Erhöhte Konzentrationen von Aβ-Peptiden finden sich aber auch bei diversen anderen neurologischen Erkrankungen, z. B. bei traumatischen Hirnverletzungen, bei Ischämie (Blutmangel), multipler Sklerose und sogar nach längeren Vollnarkosen. Auch nach Schlafentzug können erhöhte Spiegel von Aβ-Peptiden gemessen werden. Sie sind intrazellulär bevorzugt im endo- und lysosomalen Kompartment nachweisbar, werden in den extrazellulären Raum hinein abgegeben und normalerweise über die perivaskulären Liquorräume entfernt oder enzymatisch durch Neprilysin bzw. das Insulin-degradierende Enzym (IDE) abgebaut. Aβ-Peptide können die Blut-Hirn-Schranke passieren.

APP ist ein Typ 1-Membran-assoziiertes Glykoprotein, das insbesondere an Vesikeln, den Membran-umschlossenen Bläschen, lokalisiert ist. Es kommt aber auch in Blutplättchen (Thrombozyten) vor. Da das APP-Gen auf Chromosom 21 liegt, ist das entsprechende Proteinprodukt bei Menschen mit Down-Syndrom vermehrt (Trisomie 21, d. h. dreifaches Vorliegen des Chromosoms 21). Interessanterweise tritt eine Alzheimer-Demenz bei Down-Patienten mit durchschnittlich 52 Jahren deutlich früher auf als in der Normalbevölkerung. Im Alter von 65 Jahren sind fast 90 Prozent aller Trisomie 21-Patienten demenzkrank. Es liegt daher nahe, dass APP eine wichtige Rolle bei der Pathogenese des Morbus Alzheimer spielt, möglicherweise durch eine Verstärkung des oben genannten ER-Stress.

Eine Prozessierung von APP erfordert die Aktivität membranständiger Proteasen (Sekretasen). Die α-Sekretase spaltet die innerhalb der Membran gelegene APP-Domäne ab (*ectodomain-shedding*) und verhindert damit die Bildung eines Aβ-Peptids (Abb. 2.17). Es entsteht ein wasserlösliches Produkt (sezerniertes APP oder sAPP), das wie ein neurotropher Faktor sogar günstige Wirkungen entfalten kann, d. h. protektiv ist. Die für die Bildung des Aβ-Peptids verantwortlichen Proteasen sind die β-Sekretase (auch BACE1 genannt) und die γ-Sekretase. Letztere enthält Präsenilin-1 (PS1) oder Präsenilin-2 (PS2) als katalytische Untereinheit und setzt die Aβ-Peptide aus dem Transmembranfragment von APP frei. Mutationen in den Präsenilin-Genen führen daher zu einer veränderten Zusammensetzung der APP-Spaltprodukte. Es kommt zu einer Anreicherung von den längeren, nicht gut löslichen Aβ-Peptiden, die sich als Dimere (Paare) oder als Oligomere aneinander legen. Letztere sind vermutlich die für die Neurone primär toxischen Formen (analog zur α-Synuklein-Pathologie).

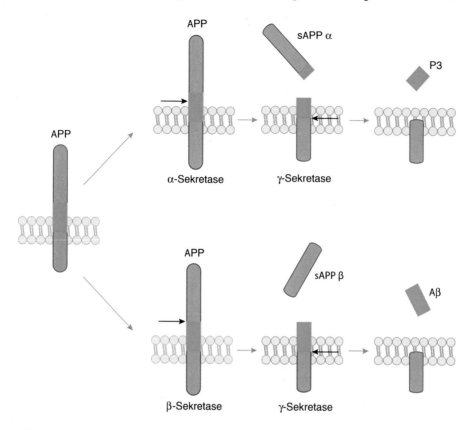

Abb. 2.17 Das membranständige APP wird durch drei Proteasen (α-, β- und γ-Sekretase) gespalten. Eine Spaltung durch die α-Sekretase setzt das sezernierte APPα (sAPPα) frei. Der daraufhin folgende Abbau der membranständigen Peptidkette durch die γ-Sekretase führt zum P3-Peptid, das aber keine stabilen Oligomere formt, die toxisch wirken könnten. Beim Morbus Alzheimer kommt es zu einer vermehrten Aktivierung der β-Sekretase, die das APP unter Bildung des sAPPβ spaltet. Die folgende Aktivität der γ-Sekretase bewirkt die Bildung von Aβ (nach T. Grune, Alterungsprozesse und Neurodegeneration, Abb. 4.1, Springer)

Mutationen im APP- oder in den beiden Präsenilin-Genen machen rund 5 % der Alzheimer-Fälle aus. Es gibt aber auch Mutationen, die das Auftreten der Alzheimer-Demenz verhindern oder zumindest verzögern können. Dazu gehören beispielsweise der Tausch von Alanin gegen Threonin an der Position 637 des APP-Gens (gleich neben der Schnittstelle der β-Sekretase). Diese Veränderung wird nach ihrem lokal gehäuften Vorkommen auch Island-Mutation (Ala673Thr) genannt. Sie vermindert das Auftreten von Amyloid-Plaques um 40–50 %. Andere Mutationen, z. B. an Position 22 (Gln22Glu), sind in der Aβ-Region zu finden. Diese zeigen zwar eine ausgeprägte Bildung von Amyloid-Plaques, aber keine Fibrillen-Pathologie mit Demenz. Eine schon geringfügig veränderte Struktur der Aβ-Region kann also die Erkrankung auslösen, aber andererseits auch Prozesse aufhalten, die zu einer Schädigung führen. Damit scheint klar zu sein, dass APP und seine Spaltprodukte im neuronalen Stoffwechsel eine wichtige Schlüsselposition einnehmen, von der aus sie über das Schicksal der Nervenzelle im Alter entscheiden können.

Auf den Punkt gebracht

- Bei der Alzheimer-Krankheit degenerieren cholinerge Nervenzellen im basalen Vorderhirn. Acetylcholin spielt eine wichtige Rolle beim Lernen.
- Auf genetischer Ebene findet sich bei einem Teil der Alzheimer-Patienten vermehrt das Lipoprotein ApoE4.
- Mutationen betreffen bevorzugt das Amyloid-Vorläuferprotein (APP)-Gen auf Chromosom 21 und die beiden Präsenilin-Gene.
- Erhöhte Mengen von APP werden daher bei Patienten mit Down-Syndrom (Trisomie 21) beobachtet, die in der Regel schon mit 50 Jahren an einer Alzheimer-Demenz erkranken.
- Präsenilin-1 und -2 bilden die katalytische Untereinheiten der γ-Sekretase, die für die Herstellung von Aβ notwendig ist.
- Längere, nicht gut lösliche Aβ-Peptide lagern sich als Oligomere aneinander und sind für Nervenzellen toxisch.
- Aβ-Peptide werden durch Bildung großer Agregate (β-Amyloid-Plaques) sequestriert und damit unschädlich gemacht.
- Amyloid-Plaques sind nicht für den Morbus Alzheimer spezifisch und treten auch bei kognitiv völlig intakten älteren Menschen auf.

Die vielfältigen Effekte der Aβ-Peptide

Das 42 Aminosäuren lange Aβ42-Peptid und das um zwei Aminosäuren kürzere Aβ40 haben Schlüsselfunktionen beim Morbus Alzheimer. Die längeren Aβ-Peptide neigen eher dazu, sich paarig in Form eines Dimers oder auch mehrfach als Oligomer zusammenzulagern. In dieser Form sind diese Peptide prinzipiell noch löslich, tendieren aber schon zur Aggregation. Neben Aβ kommen auch noch andere zur Interaktion neigende Peptide im Rahmen der Alzheimer-Erkrankung vor, z. B. das Aeta-Amyloid (Amylod-η). Aβ42 ist aber das am häufigsten in Amyloid-Plaques nachweisbare Peptid, wohingegen Aβ40 mit rund 60 % den größten Anteil löslicher Peptide im Nervenwasser darstellt (gefolgt von Aβ38 und Aβ42).

Insbesondere das Aβ40-Peptid ist für den normalen Stoffwechsel wichtig, da es das Gehirn interessanterweise vor bakteriellen Infektionen schützen kann (vermutlich als Teil unserer angeborenen Immunität). Außerdem ist es an der Reparatur von Nervenverletzungen oder von Blut-Hirn-Schranken-Störungen beteiligt. Aβ40 hat also normalerweise wichtige Funktionen, die in Bezug auf die antibakterielle Wirkung eine Vernetzung (Oligomerisierung) sogar voraussetzen, da Aβ40 ansonsten nicht an Bakterienwände binden kann. Insofern verhalten sich Aβ-Peptide ähnlich zu anderen antimikrobiellen Peptiden, die wie porenbildende Toxine wirken, d. h. Löcher in der Bakterienwand erzeugen. Die toxische Wirkung von Aβ-Oligomeren in Nervenzellen erklärt sich möglicherweise auf die gleiche Art, indem sie nicht nur an Bakterienwände, sondern auch an Plasmamembranen von Nervenzellen binden. Es wurde gezeigt, dass zusammengelagerte Aβ42-Peptide auch Poren bilden, die Kalzium-, Natrium- oder auch Caesium-Ionen in die Zelle einströmen lassen und dadurch neurotoxisch wirksam werden können.

Schon länger wissen wir, dass Aβ-Peptide auch eine Übererregbarkeit von Nervenzellen bewirken, insbesondere in jenen, die eine intrinsische (endogene) Spontanaktivität aufweisen (wie oben bei der Parkinson-Krankheit beschrieben). Weiterhin verändern sie Signaltransduktionskaskaden und bewirken Fehler bei der synaptischen Transmission. Damit stören sie die für die Gedächtnisbildung so wichtige Langzeitpotenzierung an Synapsen. Daneben wird die Freisetzung des aktivierenden Botenstoffes Glutamat stimuliert, der in hohen Konzentrationen auf benachbarte Neurone ebenfalls toxisch wirkt. Dafür ist offenbar nicht der synaptische Glutamat-Rezeptor (NMDA) verantwortlich, sondern ein mit dem NMDA-Rezeptor assoziierter Kationenkanal (TRPM4).

Schließlich sind negative Effekte von Aβ-Amyloid auf die Blutversorgung beschrieben worden, da Hirngefäße verengt und die Liquordrainage über eine Reduktion der glymphatischen Aktivität im perivaskulären Raum beeinträchtigt wird. Andererseits können Gliazellen, d. h. Astrozyten und Mikroglia, überschüssige Aβ-Oligomere binden und aufnehmen, was die Bildung von extrazellulären Plaques verzögert.

2.3.3 Die gestörte Protein-Homöostase beim Morbus Alzheimer

In den von der Alzheimer-Krankheit besonders betroffenen Gehirnarealen ist die Aktivität des oben besprochenen Proteasoms deutlich vermindert. Das heißt, dass weniger überschüssige Eiweiße abgebaut werden können. Bei gleichbleibender Proteinsynthese wird die Zelle daher mit Protein überladen. Manche Eiweiße lagern sich aneinander, bilden Aggregate und stören so den normalen Fluss von Organellen in der Zelle. Ein besseres Verständnis des intrazellulären Protein-Transport- und Abbau-Systems wird daher auch bei der Alzheimer-Krankheit ein Schlüssel zu ihrem Verständnis sein.

Die bei dem intrazellulären Transport beteiligten Membran-umschlossenen Vesikel, die Endosomen, sind von essentieller Bedeutung für das Überleben der Zelle. Insbesondere in Nervenzellen mit ihrer großen Zahl von teilweise sehr langen Fortsätzen sind Endosomen für die Freisetzung von Transmittern aus Vesikeln und für die Bereitstellung von Transmitter-Rezeptoren an Synapsen von überragender Bedeutung. Neuropathologen haben daher das Forschungsinteresse vieler Labors auf dieses endosomale System gelenkt.

Die frühen Endosomen (s. Abb. 3.3), die sich von der umgebenden äußeren Plasmamembran abschnüren und in das Zellinnere wandern, sind im Gehirn von Alzheimer-Patienten deutlich vergrößert. Es wurde schon länger vermutet, dass Veränderungen im intrazellulären Transport der Anreicherung von Aβ-Peptiden vorausgehen. Aber auch von anderen Eiweißen nahm man an, dass sie in Nervenzellen aufgestaut werden und diese damit schädigen können. Alle drei zellbiologischen Mechanismen (Endozytose, intrazellulärer Weitertransport, Exozytose; s. Abb. 2.3) müssen also einwandfrei funktionieren, damit es nicht zu Staus im zellulären Protein-Transport kommt. Solche Blockaden können insbesondere Nervenzellen nur eine gewisse Zeit schadlos überstehen.

Es ist daher wahrscheinlich, dass der Morbus Alzheimer und vermutlich auch andere neurodegenerative Erkrankungen auf Störungen des Protein-Transportes bzw. der Protein-Homöostase zurückzuführen sind. Bei der Alzheimer-Krankheit beeinträchtigt ein bestimmtes Eiweiß (βCTF), ein durch die β-Sekretase gebildetes Fragment von APP, den endosomalen Transport und führt so zur Vermehrung von phosphorylierten Tau-Proteinen, die für die Bildung der noch zu besprechenden intrazellulären Fibrillen verantwortlich sind.

Wie oben schon erwähnt, können initial extra- und intrazelluläre Eiweiß-Ablagerungen einen günstigen Effekt haben. Sie reduzieren nämlich die Menge frei diffundierender, gefährlicher Proteine durch Aggregatbildung. Gefahr besteht insbesondere dann, wenn Eiweiße, z. B. Aβ-Peptide oder lösliche Tau-Formen, den endosomalen Transport beeinträchtigen und damit Staus verursachen, die wiederum zu einem weiteren Anstieg der Peptide führen usw. Ein solcher Teufelskreis kann sich schnell einstellen. Ablagerungsmöglichkeiten für die Peptide wären irgendwann erschöpft und das Neuron geht zugrunde.

So führen die oben angesprochenen Mutationen der Präsenilin-Gene PS1 und PS2 nicht nur zu einer Vermehrung von Aβ, sondern auch zu einer Störung des endo-lysosomalen Systems. Beispielsweise verhindert eine PS1-

Mutation die notwendige Ansäuerung (Azidifizierung) von Lysosomen und beeinträchtigt damit die Autophagie, die Entsorgung großer Komplexe und verformter Organellen. Interessanterweise sind einige der in den oben genannten GWAS-Studien gefundenen Gendefekte genau mit jenen Proteinen assoziiert, die die frühe Phase der Autophagosomen-Bildung und den Membrantransport zwischen den Endosomen betreffen. Dazu gehört die mit Recycling-Endosomen assoziierte GTPase Rab11 (s. Abb. 3.3).

Die genauen molekularen Defekte im zellulären Stoffwechsel, die letztlich zur Anreicherung schädigender Substanzen und damit zum Verlust von Nervenzellen führen, sind möglicherweise bei jedem Patienten verschieden, so dass bei neurodegenerativen Krankheiten (ähnlich wie bei Tumorerkrankungen) letztlich nur eine personalisierte, auf jeden Patienten einzeln zugeschnittene Behandlung helfen würde, um die Krankheit gar nicht erst ausbrechen zu lassen. Denn nur eine solche Therapie wäre **kausal**, d. h. sie würde den zur Degeneration führenden krankmachenden Prozess stoppen. Die Alternative wäre, am Endpunkt der krankmachenden Mechanismen anzusetzen, d. h. beim neuronalen Zelltod. Es gibt schon einige experimentelle Therapien, die den Zelltod zumindest hinauszögern können. Schließlich besteht auch die Option, Teile des Gehirns durch Neubildung von Nervenzellen, d. h. durch Stimulation der Neurogenese zu ersetzen. Diese Strategien werden im dritten Kapitel besprochen.

Auf den Punkt gebracht

- Das Aβ40-Peptid kann positive Wirkungen haben: es wirkt antibakteriell und fördert Reparaturvorgänge im Gehirn.
- Große Mengen von Aβ42-Peptiden lagern sich zusammen und führen zu einer Übererregbarkeit von Nervenzellen durch Porenbildung in Membranen und Ausschüttung des aktivierenden Botenstoffes Glutamat, der in hohen Konzentrationen toxisch wirkt.
- Wie beim Morbus Parkinson sind der Transport und Abbau von Eiweißen bei der Alzheimer-Demenz gestört: APP-Fragmente hemmen den endosomalen Transport und die Autophagie.
- Vermutlich sind die genauen Pathomechanismen, die letztlich zur vorzeitigen Neurodegeneration und Demenz führen, bei den meisten Patienten unterschiedlich.

2.3.4   Die Tau-Pathologie

Im Gegensatz zu den Amyloid-Plaques, die zahlreich vorhanden sein können, ohne ein kognitives Defizit hervorzurufen, korreliert die Menge der Alzheimertypischen Fibrillen gut mit dem Auftreten von Gedächtnisstörungen. Diese *tangles* (übersetzt Knäuel) bestehen aus stark phosphoryliertem und aggregiertem Tau. Tau ist ein Eiweiß, das besonders in Axonen vorkommt und anhand von Markierungsstoffen (*Tracern*) in der Bildgebung, z. B. im Rahmen der Positronen-Emissions-Tomographie, aber auch im Nervenwasser nachgewiesen werden kann. Phosphoryliertes Tau (pTau) meint, dass zahlreiche, enzymatisch an das Tau-Protein angekoppelte Phosphatgruppen vorhanden sind. Diese können auf die Aktivität dreier Enzyme zurückgeführt werden: Die Glykogen-Synthase-Kinase (GSK3β), die Proteinkinase C (PKC) und die Proteinkinase-N1 (PKN1).

Eine vermehrte Phosphorylierung von Tau könnte aber auch durch eine reduzierte Aktivität der Protein-Phosphatase 2A (PP2A) erklärt werden, da dieses Enzym für die Entfernung von Phosphatgruppen verantwortlich ist. Eine große Menge angekoppelter Phosphate (Hyper-Phosphorylierung) verhindert – genauso wie Mutationen im Tau-Protein – den normalen Abbau von Tau und stört seine Bindung an Mikrotubuli (Abb. 2.18). Beides wirkt sich negativ auf den neuronalen Metabolismus aus, denn Tau ist ein wichtiger Stabilisator der Mikrotubuli, die langgestreckte, aus einzelnen Tubulin-Molekülen aufgebaute Röhren darstellen. Daneben ermöglichen sie auch den gerichteten Transport von Vesikeln (im Sinne von Leitschienen). Sie bilden also einen wesentlichen Bestandteil des Zytoskeletts und bauen das intrazelluläre „Straßennetz" in Nervenzellen auf. Neuere Befunde deuten darauf hin, dass Tau über ein Membranprotein, das Synaptogyrin-3, auch an synaptische Vesikel binden und deren Funktion stören kann.

So wie Synukleinopathien durch vermehrtes α-Synuklein zustandekommen, sind Tau-Ablagerungen kennzeichnend für die Tauopathien. Es handelt sich dabei um Krankheiten, die auf einer Mutation des Tau-Gens beruhen. Beispiele wären die frontotemporale Demenz (FTLD), die Pick-Krankheit, die kortikobasale Degeneration oder die progressive supranukläre Blickparese. Neurologen zählen neben dem Morbus Alzheimer auch noch andere neurologische Krankheiten dazu wie die chronisch traumatische Enzephalopathie, die mit intaktem Tau-Gen, aber einer Neigung zu Tau-Aggregaten einhergeht.

Das Tau kodierende MAPT-Gen (**M**ikrotubulus-**A**ssoziiertes **P**rotein **T**au) findet sich auf Chromosom 17. In der Regel wird ja die Matrize für ein Protein, die mRNA, aus mehreren Exonen (Protein-kodierenden DNA-Sequenzen) zusammengesetzt. Unterschiedliche Kombinationen dieser Exone im MAPT-Gen ergeben insgesamt sechs verschiedene Versionen (Isoformen) des Tau-Proteins. Die verschiedenen mRNAs entstehen durch *alternatives splicing*. Dieser Prozess bezieht sich auf das selektive Ausschneiden von nicht kodierenden DNA-Sequenzen, den Introns.

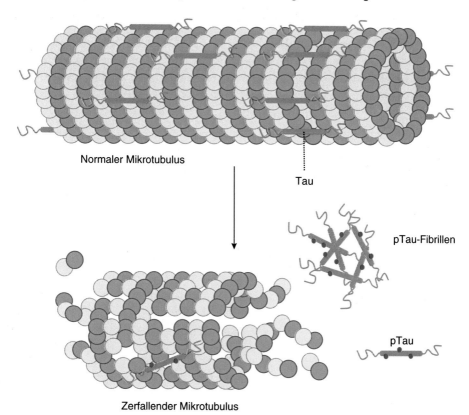

Normaler Mikrotubulus

Tau

pTau-Fibrillen

pTau

Zerfallender Mikrotubulus

Abb. 2.18 Mikrotubuli bilden lange, intrazelluläre Röhren, die aus einzelnen Tubulin-Proteinen aufgebaut sind. Tubuli bilden das Kernstück des Zytoskeletts. Sie stabilisieren den Zellkörper und insbesondere seine Fortsätze. Tau bindet an Mikrotubuli und ist entscheidend an ihrem Aufbau beteiligt. Tau-Veränderungen, z. B. durch Ankoppelung von Phosphat-Gruppen (grüne Punkte), führen zur Ablösung des Proteins von den Mikrotubuli, die daraufhin depolymerisieren, d. h. die Tubulin-Ketten zerfallen in ihre Einzelbestandteile. Hyper-phosphoryliertes Tau (pTau) neigt zur Aggregation und bildet die bei der Alzheimer-Krankheit vermehrt auftretenden Tau-Fibrillen

Die fertigen mRNAs enthalten teilweise Exonwiederholungen, z. B. von Exon 10 (die 3R-Form von Tau enthält also drei Exonwiederholungen). Über solche *tandem repeats* werden die Tau-Proteine miteinander verknüpft und lagern sich so zu Fibrillen zusammen. Vor diesem Hintergrund wird verständlich, warum bestimmte Splicing-Faktoren, also Proteine, die alternatives Splicing bewirken, in den von der Degeneration zuerst betroffenen Nervenzellen oft zahlreich nachweisbar sind. So findet sich der Splicing-Faktor PTB besonders in Nervenzellen, die pathologische Tau-Isoformen herstellen und vorzeitig degenerieren.

Die Tau-Pathologie bei der Alzheimer-Krankheit wurde lange Zeit als Folge der Amyloid-Plaques verstanden. Heute ist die Wissenschaft aber weiter und sieht diesen kausalen Zusammenhang nicht mehr als gegeben an, d. h. die verschiedenen Eiweiß-Ablagerungen treten unabhängig voneinander und auch bei gesunden Personen auf. Allerdings gibt es Hinweise darauf, dass Aβ-Plaques in der Nähe von Axonen die Bildung einer besonderen Form von Tau-Aggregaten fördern können. Die Aβ-Peptide sind aber im Gegensatz zu den Tau-Fibrillen schon früh in der Hirnrinde nachweisbar, besonders im Neocortex und im entorhinalen Cortex des Temporallappens. Im Liquor sind sie oft schon 15–20 Jahre vor dem Einsetzen einer Demenz zu finden. Die Tau-Pathologie scheint dagegen direkt mit dem Untergang von Nervenzellen zu korrelieren. Allerdings ist bei solchen Überlegungen immer zu berücksichtigen, dass die Durchblutung des Hirngewebes im Alter teilweise stark vermindert ist und dadurch die beobachteten Veränderungen prinzipiell auch zu erklären wären. Eine vaskuläre und eine Alzheimer-Demenz treten ja oft zusammen auf.

Pathologische Effekte von pTau und Aβ

Wie im ersten Kapitel besprochen, sind die Gefäße des alternden Gehirns weniger durchlässig. Diese arteriosklerotisch genannten Veränderungen der Gefäßwände führen zu einer verminderten Durchblutung und sind schon lange vor den kognitiven Störungen bei vielen Alzheimer-Patienten nachweisbar. Pathologisches Tau spielt hierbei möglicherweise eine entscheidende Rolle, indem es zu einer Engstellung der Kapillaren über Hemmung des NO-Systems führt (s. Abb. 2.4). Die Kapillarnetze im Hirngewebe werden normalerweise durch einen aus Synapsen freigesetzten gasförmigen Neuromodulator, Stickstoffmonoxid (NO), erweitert. Die neuronale NO-Synthase (nNOS) stellt bei hoher neuronaler Aktivität viel NO her, das sehr rasch in die um das Endothel der Kapillaren herum liegenden Perizyten diffundiert. Die Perizyten erschlaffen daraufhin, die Kapillaren erweitern sich und die Durchblutung nimmt zu. Dieses als neurovaskuläre Kopplung beschriebene Phänomen wird durch phosphoryliertes Tau gestört, indem pTau die Bindung von nNOS an ein zentrales, postsynaptisches Protein (PSD95) verhindert und damit die Freisetzung von NO reduziert.

Wir müssen uns aber klarmachen, dass beide Phänomene, die Bildung von senilen Plaques und pathologischem Tau, nicht die alleinigen, ursächlichen Auslöser der Neurodegeneration beim Morbus Alzheimer sein können, sondern als Folge molekularer Veränderungen in Nervenzellen auftreten, die dann später zur Aβ-Aggregation, Phosphorylierung von Tau und schließlich zur zellulären Senszenz und neuronalem Zelltod führen. Tau-Fibrillen und pathologische Aβ-Peptide sind also mit Seneszenz eng korreliert, aber nicht die initialen Auslöser. Interessanterweise spielt die Glia offenbar auch eine wichtige Rolle, denn die Entfernung von alternden Astrozyten und Mikrogliazellen kann in einem Mausmodell für Tau-assoziierte Erkrankungen die Bildung von Tau-Fibrillen und eine Gliose reduzieren, d. h. die Vermehrung (Proliferation) und Vergrößerung (Hypertrophie) von Gliazellen.

Die medialen Anteile des Temporallappens, insbesondere der oben besprochene Hippocampus und der entorhinale Cortex, reagieren besonders empfindlich auf Ablagerungen von pTau. Das ist für die klinische Symptomatik von besonderer Bedeutung, denn im Temporallappen liegen entwicklungsgeschichtlich alte Strukturen, die beispielsweise durch chronisch, also lang anhaltend hohe Spiegel von Stresshormonen (z. B. Cortisol) geschädigt werden. Cortisol-abhängige Effekte können auch durch eine starke psychische Belastung hervorgerufen werden. Es sind daher Verbindungen der Demenz mit schweren psychischen Traumata der Kindheit, aber auch mit der Depression beschrieben worden. Schließlich ist bekannt, dass bei posttraumatischen Belastungsstörungen der Hippocampus und der Gyrus cinguli atrophieren können. Interessanterweise besteht bei diesen Menschen nach 5–10 Jahren ein doppelt so hohes Demenzrisiko gegenüber Personen, die kein starkes psychisches Trauma erlebt haben.

Eine neue Forschungsrichtung fokussiert daher auf die cortico-hippocampalen Verbindungen, die Stress-induzierten Störungen im Gehirn zugrundeliegen könnten. Diese neuronalen Netze sind in frühen, präklinischen Stadien der Demenz offenbar besonders aktiv. Demgegenüber sinkt ihre Aktivität bei Auftreten manifester Gedächtnisstörungen. Eine frühe Überempfindlichkeit neuronaler Schaltkreise wird nicht nur durch bildgebende Verfahren und Elektroenzephalogramm (EEG)-Studien, sondern auch durch ein gehäuftes Auftreten epileptischer Entladungen bis hin zu echten Anfällen, besonders in den Anfangsstadien der Alzheimer-Erkrankung, erkennbar. Hierbei sind Patienten mit Veränderungen im Präsenilin-1 (PS1)-Gen bevorzugt betroffen. Die vermehrte neuronale Aktivität könnte zu einer schnelleren Verbreitung pathologischer Peptide im Gehirn führen. Wie oben ausgeführt, wird für Aβ-Peptide eher eine stimulierende Wirkung auf neuronale Membranen angenommen, wohingegen pathologische Tau-Formen, möglicherweise durch Reduktion der Mobilität synaptischer Vesikel, die neuronale Aktivität im Allgemeinen reduzieren.

> **Auf den Punkt gebracht**
>
> - Alzheimer-typische Fibrillen, die Tangles, bestehen aus stark phosphoryliertem und aggregiertem Tau. Dieses Protein ist diagnostisch wichtig und in der Bildgebung (PET) oder im Liquor nachweisbar.
> - Eine verstärkte Phosphorylierung von Tau oder Veränderungen im Tau-Gen (MAPT) stören die Bindung des Proteins an Mikrotubuli und seine Degradation.
> - Phospho-Tau hemmt die Stickstoffmonoxid-induzierte Weitstellung von Kapillaren und trägt damit zur verminderten Durchblutung des Hirngewebes bei.
> - Die Tau-Pathologie korreliert im Gegensatz zu den Amyloid-Plaques mit neuronaler Degeneration und Gedächtnisstörungen.
> - In den für Lernen und Gedächtnis wichtigen medialen Temporallappen-Arealen finden sich bei den meisten Alzheimer-Patienten besonders viele Tau-Ablagerungen.

Das episodische Gedächtnis ist bereits im Frühstadium betroffen

Bei Schädigungen im Hippocampus oder in seiner vorgelagerten Struktur, dem entorhinalen Cortex, haben die Patienten Schwierigkeiten, neu aufgenommene Informationen abzuspeichern und im Gedächtnis zu behalten. Auch ist der Abruf von kürzlich eingespeicherten Informationen beeinträchtigt. Wie im ersten Kapitel beschrieben, werden durch den Hippocampus insbesondere die deklarativen (an Wort und Zahl gebundene) Gedächtnisinhalte geleitet, bevor sie in den neuronalen Netzen des Neocortex dauerhaft abgespeichert werden. Es gilt heute als gesichert, dass explizite Inhalte mehrfach in diversen Rindenarealen abgelegt werden, insbesondere wenn sie in einem persönlich und emotional besonders relevanten Zusammenhang gelernt wurden.

Der Kontext einer persönlichen Erinnerung wird im episodischen Gedächtnis über die Jahre immer wieder aufgerufen und erfährt bei jeder Aktivierung eine erneute Abspeicherung. Die assoziierten Gedächtnisinhalte können damit auch unabhängig vom Hippocampus in das Bewusstsein, also in das Arbeitsgedächtnis, geholt werden. Das erklärt, warum Jahrzehnte zurückliegende Erfahrungen, die emotional stark eingefärbt sind, bei Patienten mit Alzheimer-Demenz, also bei neuronaler Degeneration im Temporallappen, sogar im fortgeschrittenen Krankheitsstadium noch gut erhalten sein können.

Prozedurale (motorische) Gedächtnisinhalte, beispielsweise die Fähigkeit zu schwimmen oder zu tanzen, sind demgegenüber nicht primär bei der Alzheimer-Krankheit betroffen. Früh eingelernte Bewegungsprogramme, die in den subcorticalen Basalganglien und im intakten motorischen Cortex abgespeichert werden, bleiben also erst einmal unangetastet. In der Spätphase der Erkrankung sind die Tau-Fibrillen dann allerdings nicht nur im Archi- und Neocortex, sondern auch in den basalen Kerngebieten sowie im Zwischen- und Kleinhirn nachweisbar, gefolgt von einer neuronalen Degeneration dieser Areale. Interessanterweise treten die Amyloid-Plaques anfangs nicht im Archicortex, sondern bevorzugt im Neocortex auf und sind erst deutlich später in tiefer liegenden Hirnregionen nachweisbar. Auch dieser Unterschied spricht gegen eine direkte kausale Verbindung der Plaques mit neuronaler Degeneration und klinischer Symptomatik.

Auf der Suche nach neuroanatomischen Strukturen, die neben dem Cortex am expliziten Gedächtnis beteiligt sind, haben Forscher vor einigen Jahren den Hirnstamm ins Visier genommen. Hier befindet sich in der Brücke, dem Pons, nahe am 4. Ventrikel ein kleines, aber gut definiertes bläulich erscheinendes Gebiet, der Locus coeruleus, der im Rahmen der Parkinson-Krankheit schon erwähnt wurde. Dieser wichtigste noradrenerge Kern ist etwa 15 Millimeter groß und enthält dunkles Neuromelanin, das ihn schon mit bloßem Auge erkennbar macht. Dieses Kerngebiet versorgt über ein weitverzweigtes Netz von Nervenfasern nahezu das gesamte Gehirn mit Noradrenalin, dem aus Dopamin über die Dopamin-β-Hydroxylase hergestellten Botenstoff (Abb. 2.5).

Noradrenalin trägt als Neuromodulator maßgeblich zur Aufmerksamkeit und Motivation bei. In einer Reihe von Tierexperimenten konnte nachgewiesen werden, dass Noradrenalin zudem zelluläre Umbauvorgänge unterstützt, die eine langfristige Speicherung neuer Inhalte ermöglichen. Interessanterweise lassen sich nicht nur im Alter im Locus coeruleus Tau-Ablagerungen nachweisen, sondern auch schon bei Kindern. Einige Kollegen gehen heute davon aus, dass von den betroffenen noradrenergen Neuronen pathologisches Tau in den Temporallappen und später in den Neocortex gelangt, um dort trans-synaptisch freigesetzt und von Nervenzellen aufgenommen zu werden (Prion-ähnlich, s. unten).

Die Begründung dieser Hypothese beruht auf Gedächtnistests, die mit Bildgebungsstudien kombiniert wurden. Dabei lösten jüngere Probanden die gestellten Aufgaben deutlich besser als ältere Personen. Der Locus coeruleus der älteren Teilnehmer mit gutem Gedächtnis war nun dem Locus coeruleus von jüngeren Probanden morphologisch ähnlicher, d. h. er enthielt weniger alterungsbedingte Veränderungen, die auf eine Frühform der Degeneration hinweisen könnten. Analog zur Parkinson-Krankheit sollte also auch beim Alzheimer im Hirnstamm nach früh einsetzenden Veränderungen gesucht werden.

Im Folgenden möchte ich noch einige der zellulären Mechanismen diskutieren, die die Alzheimer-Pathologie und damit die neuronale Degeneration übertragen könnten. Dabei sind insbesondere die für den intra- und extrazellulären Transport von Aβ-Peptiden und Tau relevanten Prozesse von Interesse.

2.3.5 Die Prionen-Theorie beim Morbus Alzheimer

Wie bei der Parkinson-Krankheit für α-Synuklein beschrieben, kann das Tau-Protein von einem Neuron an ein anderes weitergegeben werden. In der eigentlich gesunden Empfängerzelle würde dann auf eine Prion-ähnliche Art auch die Bildung von Aggregaten gefördert. Das betrifft insbesondere Neurone, die über synaptische Kontakte miteinander verbunden sind. Im Fall von Pyramidenzellen mit großen Dendritenbäumen treten die Tau-Aggregate zuerst in den distalen, weiter vom Zellkörper entfernten Abschnitten der Dendriten auf, dann im Zellkörper und erst am Schluss im Axon, was für eine Übertragung pathologischer Tau-Formen von der Eingangs-Kontaktstelle (Präsynapse) zur Ausgangs-Kontaktstelle (Postsynapse) spricht.

Diese Hypothese könnte auch die von Heiko Braak festgelegte neuropathologische Stadieneinteilung bei den meisten Patienten mit Morbus Alzheimer erklären: Von den unteren, occipito-temporalen Windungen des Schläfenlappens (Stadium I) breitet sich die Tau-Pathologie in den Gyrus parahippocampalis (mit dem vorn gelegenen enthorhinalen Cortex) an der Innenseite des Temporallappens hinein aus (Stadium II), von dort weiter in den Hippocampus (Stadium III), in den angrenzenden temporalen Neocortex (Stadium IV) und schließlich in sekundäre (Stadium V) und primäre Rindenfelder (Stadium VI). Neuere Bildgebungsstudien an vielen Patienten haben allerdings gezeigt, dass bei einzelnen Betroffenen aber auch eine neokortikal betonte Tau-Pathologie mit nur geringer Beteiligung der medialen Temporallappen vorliegen kann.

Neben den Neuronen nehmen Gliazellen ebenfalls extrazelluläre Aggregate auf. Die funktionelle Bedeutung einer Tau-Akkumulation in Gliazellen konnte erst kürzlich nachgewiesen werden: Pathologische Tau-Formen (3R-Tau) finden sich nämlich zahlreich in Astrozyten von Alzheimer-Patienten. Eine Überexpression von Tau in hippokampaler Astroglia bei Mäusen führte zu einer Störung der Mitochondrien-Mobilität, einer verminderten Neubildung von Nervenzellen (Neurogenese) und zu einer Beeinträchtigung des räumlichen Gedächtnisses.

Im Fall der Übertragbarkeit von Tau müssen wir von einer auf das Gehirn beschränkten Pathologie ausgehen, da – anders als beim Morbus Parkinson – die für den Morbus Alzheimer typischen Ablagerungen nicht im peripheren oder im enterischen Nervensystem des Menschen gefunden werden (nur sehr wenig β-Amyloid und APP kommen im Darm von Alzheimer-Patienten, aber auch bei gesunden Personen vor). Allerdings lassen sich in Tiermodellen der Alzheimer-Erkrankung, z. B. im Darm der APP überexprimierenden Maus, β-Amyloid-Aggregate und Entzündungsreaktionen in den enterischen Ganglien sowie Veränderungen des Mikrobioms nachweisen. Da der beim Morbus Alzheimer früh betroffene blaue Kern (Locus coeruleus) in der Brückenregion aber keine direkten anatomischen Verbindungen in das periphere oder enterische Nervensystem hat, ist eine Möglichkeit zur Frühdiagnose der Erkrankung anhand einer peripheren Gewebeprobe beim Alzheimer wohl nicht gegeben.

Wie genau gelangen nun Aβ-Peptide oder pathologische Tau-Formen von einer Nervenzelle zur anderen? Die Proteine werden vermutlich über die schon besprochenen Exosomen (Membran-umschlossen Vesikel) freigesetzt (Abb. 2.3). Dafür spricht, dass exosomale Membranproteine in Amyloid-Plaques bei Alzheimer-Kranken nachgewiesen wurden. Andererseits könnten auch direkte, mikroskopisch kleine, schlauchartige Verbindungen zwischen den Zellen (Nano-Membran-Röhren) den Austausch von Peptiden und kleineren Proteinen erlauben.

Es muss in diesem Zusammenhang betont werden, dass es im Gegensatz zu echten Prion-Erkrankungen bisher keine Hinweise für eine Übertragung von Alzheimer-typischen Tau-Fibrillen von Mensch zu Mensch oder von Tier zu Mensch gibt. Es wurde zwar von neu gebildeten Aβ-Aggregaten in Patienten nach Transplantationen der Hirnhaut oder nach Gabe von tierisch gewonnenem Wachstumshormon berichtet. Diese Präparationen enthielten regelmäßig lösliches Tau, aber Tau-Fibrillen konnten auch Jahrzehnte später nicht im Gehirn von Patienten gefunden werden, die fremdes Gewebe oder exogene Hormone erhalten hatten.

Alternativ zum exosomalen Transport könnten Tau-Moleküle direkt in den extrazellulären Raum hinein abgegeben werden. Es handelt sich dabei oft nur noch um Bruchstücke eines vollständigen Tau-Proteins, die nicht mehr an Mikrotubuli binden oder Aggregate bilden können. Es wird offenbar nur intaktes und per Exozytose freigesetztes Tau von benachbarten Nervenzellen aufgenommen. Diese Aufnahme erfolgt vermutlich durch ein Mitglied der LDL-Rezeptor-Familie, das low-density lipoprotein receptor-related protein 1 (LRP1).

LRP1 interagiert auch mit dem Lipid-bindenden ApoE, das hauptsächlich von Astrozyten hergestellt wird. ApoE ist ein polymorphes Gen, d. h. es findet sich in 3 Hauptformen (E2, E3 und E4). Wer zwei ApoE4-Allele besitzt, hat eine höhere Chance an Alzheimer zu erkranken gegenüber Menschen mit nur einem Allel, denn mit über 80 sind fast alle homozygoten Genträger erkrankt. Die E2-Variante wirkt interessanterweise protektiv, d. h. sie verzögert das Auftreten der Alzheimer-Demenz.

Es wird vermutet, dass die beiden ApoE-Formen unterschiedlich auf die Phagozytose-Aktivität von Astrozyten einwirken. Während es die ApoE2-Form Astrozyten erleichtert, defekte Synapsen in ihrer Nachbarschaft zu eliminieren, soll ApoE4 eine gegenteilige Wirkung entfalten, so dass Synapsen eher vom Komplement-System angegriffen werden können. Diese Beobachtungen müssen aber noch bestätigt werden.

Nervenzellen nehmen das ApoE-Protein über ihre membranständigen ApoE-Transporter auf. Extrazelluläres Tau oder Tau-Oligomere binden offenbar an LRP1 oder ApoE-Transporter, aber nur LRP1 bewirkt die Aufnahme in die Nervenzelle hinein. Die Entdeckung von Tau-bindenden LDL-Rezeptoren unterstreicht die Bedeutung des Fettstoffwechsels im Rahmen der Erkrankung. Unter den Alzheimer-Genen finden sich nämlich nicht nur solche, die bei der Herstellung und dem Transport von Eiweißen involviert sind, sondern auch von Triglyzeriden und Cholesterin (eben das ApoE4). Cholesterin-Ester, die bei hohen Cholesterinwerten im Blut gebildet werden, führen zu vermehrter Amyloid-Bildung und Tau-Ablagerung. Vermutlich stören sie auch den Proteinabbau im Proteasom.

Auf den Punkt gebracht

- Explizite (deklarative), aber nicht implizite (motorische) Gedächtnisinhalte gehen bei der Alzheimer-Krankheit primär verloren. Dabei ist der Hippocampus besonders betroffen.
- Der Locus coeruleus, der größte Noradrenalin produzierende Nucleus im Hirnstamm, zeigt bei Alzheimer-Patienten schon früh typische Tau-Fibrillen, die auf Prion-ähnliche Art an die Hirnrinde weitergegeben werden können.
- Auch Gliazellen (Astrozyten) nehmen pathologische Tau-Proteine auf. Diese stören die möglicherweise noch vorhandene Neurogenese und die mitochondriale Mobilität in Tiermodellen der Alzheimer-Krankheit.
- Per Exozytose freigesetztes, intaktes Tau wird von Nervenzellen über ein Protein des Fettstoffwechsels (LRP1) aufgenommen, das mit ApoE interagiert.

Bedeutung des Liquor-Abflusses für die Neurodegeneration

Zum Schluss dieses Abschnitts soll noch Bezug genommen werden auf eine alternative Theorie zur Ausbreitung der typischen Alzheimer-Pathologie. Es könnte sein, dass die interzelluläre Weitergabe von Aβ-Peptiden, phosphoryliertem Tau oder auch von α-Synuklein beim Morbus Parkinson nur eine untergeordnete Rolle bei der Pathogenese beider Erkrankungen spielen. Alternativ wäre anzunehmen, dass sich pathologische Eiweiße einfach langfristig extrazellulär anreichern, da der Liquorfluss im glymphatischen System reduziert ist (s. Abb. 2.4).

Diese Hypothese geht auf die Beobachtung zurück, dass ein in den Liquor hineingespritztes Kontrastmittel sich auf eine bestimmte Art im Liquorraum verteilt, die genau den von Heiko Braak vorgeschlagenen Stadien der Ausbreitung der Ablagerungen entspricht. Die Pathologie beginnt also an der mediobasalen Seite des Frontallappens und dem Gyrus cinguli, folgt dann weiter dem Verlauf der großen Hirnarterien in das limbische System und in den Hinterhauptslappen hinein und endet schließlich im Neocortex. Dieser durch die Pulsationen der Hirnarterien bedingte Transport des Nervenwassers ähnelt tatsächlich der Verteilung der Alzheimer-assoziierten Protein-Aggregate, was in aufwendigen Kernspin-Untersuchungen gezeigt werden konnte.

Analog zu einem gestörten Lymphabfluss in unseren Extremitäten könnte daher der gestörte Abfluss des Nervenwassers im Alter (oder auch bei gestörtem Schlaf) zu einer erhöhten Konzentration pathologischer Eiweiße im extrazellulären Raum führen. Während der Nacht wird ja besonders in den tiefen non-REM-Schlafphasen die Liquordrainage und damit der Abtransport von Eiweißen stimuliert. Diese Schlafphasen treten bei über 60-jährigen aber kaum noch auf. Die gleichen physikochemischen Kriterien, die bei der Bildung der oben diskutierten intrazellulären Kondensate eine wichtige Rolle spielen, könnten dann zur Entstehung der extrazellulären Protein-Aggregate führen. Diese interessante Hypothese würde zumindest den räumlichen und zeitlichen Ablauf der Erkrankung innerhalb des Gehirns erklären können.

Möglicherweise sind aber auch beide Phänomene zusammen an der Pathogenese beteiligt, d. h. der transmembranöse Transport zwischen den Zellen und ein reduzierter Liquorfluss könnten gemeinsam die Pathologie des Morbus Alzheimer oder auch des Morbus Parkinson vorantreiben. Bei letzterem findet man ja schon weit vor Einsetzen der Symptome charakteristische Schlafstörungen in den von schnellen Augenbewegungen und erhöhtem Blutdruck gekennzeichneten REM-Schlaf-Phasen.

2.4 Entzündliche Komponenten der Alzheimer- und der Parkinson-Krankheit

Es wurde ja schon häufiger erwähnt, dass im Rahmen neurodegenerativer Erkrankungen entzündliche Prozesse von großer Bedeutung sind. Aus dem Blut wandern Monozyten, die Vorstufen der Makrophagen, sowie CD4- und CD8-positive T-Zellen ein. Aber auch die Glia, insbesondere Mikroglia und Astrozyten, spielen eine wichtige Rolle. Interessanterweise sind mehrere als Risikofaktoren für neuronale Degeneration erkannte Gene besonders hoch in Mikrogliazellen exprimiert. Wie oben beschrieben, können diese eine inflammatorische Reaktion im Hirngewebe hervorrufen.

Möglicherweise geht auch die Beobachtung, dass die Alzheimer- und Parkinson-Erkrankung seltener bei älteren Menschen auftreten, die antientzündliche Medikamente einnehmen, auf diesen Zusammenhang zurück. Ob langfristig eingenommene typische Schmerz-Medikamente, beispielsweise die nicht-steroidalen Antirheumatika (Ibuprofen oder Naproxen), den Beginn und Verlauf von neurodegenerativen Erkrankungen jedoch wirklich günstig beeinflussen, ist aufgrund der eher geringen statistischen Effekte in den bisher durchgeführten Studien aber umstritten.

Umgekehrt ist allerdings gut belegt, dass häufige Infektionen im Alter den kognitiven Abbau beschleunigen. Dieser negative Effekt auf die Entwicklung einer Demenz wird vermutlich durch eine Erhöhung des Tumornekrosefaktors, TNFα, hervorgerufen. Eine wichtige Quelle von TNFα im Gehirn ist die Mikroglia mit ihren Makrophagen-ähnlichen Eigenschaften. Sie kann ganze Zellen, Zellbestandteile, aber auch synaptische Kontakte oder α-Synuklein- bzw. Amyloid-Aggregate aufnehmen (phagozytieren) und in das Gehirn eindringende Erreger durch Abgabe von Entzündungsmediatoren (Zytokinen) bekämpfen.

Außerdem binden Aβ-Oligomere an spezielle Mikroglia-Rezeptoren (CD36, TLR4/6, RAGE, TREM2) und aktivieren diese. Die Reaktionen der Mikroglia auf Aβ-Peptide scheint eine wichtige protektive Funktion zu haben, da Menschen mit Mutationen im TREM2-Gen ein erhöhtes Risiko haben, an Alzheimer zu erkranken. Eine Verminderung dieser positiven Eigenschaften von Mikroglia und Makrophagen wird generell im Rahmen des Alterungsprozesses (Seneszenz) beobachtet, da offenbar aufgrund einer erhöhten Sekretion von Prostaglandin E2 (PGE2) die Energieproduktion in immunkompetenten Zellen zurückgefahren wird.

Die Janusköpfigkeit der Mikroglia im Gehirn zeigt sich insbesondere an den negativen Seiten einer überschießenden Aktivierung. Die Mikroglia-

Zellen beginnen dann sich zu teilen und nehmen eine amöboide Form an (statt der normalerweise eher verzweigten Morphologie). Intrazellulär bilden sie in der Folge spezielle Eiweiß-Komplexe, die Inflammosomen. Sie stellen einen wichtigen Teil der angeborenen Immunantwort des Gehirns dar und fungieren als spezifische Sensoren, die auf fremde Poteine und inflammatorische Signale rasch reagieren können. Dazu benötigen Mikrogliazellen ein Adapterprotein, das für die Bindung einer Caspase verantwortlich ist. Caspase-1 bildet aus Vorstufen von Interleukinen die aktiven Entzündungsmediatoren (insbesondere IL-1β und TNFα). Nach Freisetzung dieser Zytokine in den extrazellulären Raum werden in Nervenzellen dann über entsprechende Rezeptoren spezifische Signalwege aktiviert, u. a. der p38-MAP-Kinase-Signalweg, der eine starke Phosphorylierung von Tau-Proteinen bewirkt und dadurch Neurone weiter schädigen kann.

Bei vielen Patienten, die an Morbus Alzheimer leiden, lässt sich daher eine Mikroglia-Aktivierung speziell in Regionen hoher pTau Konzentration beobachten. Auch bei Parkinson-Patienten ist neben der α-Synuklein-Pathologie eine inflammatorische Komponente im Cortex besonders dann nachweisbar, wenn schon eine Demenz vorliegt. Diese durch aktivierte Mikroglia, Infiltration von T-Lymphozyten und Nachweis pro-inflammatorischer Zytokine charakterisierte Entzündungsreaktion ist bei Patienten ohne Demenz deutlich geringer ausgeprägt.

Letztlich führen aktivierte Entzündungszellen zu einem beschleunigten Verlust von Synapsen und zum Absterben der Nervenzellen. Dabei spielt das Komplement-System, besonders die Faktoren C1q und C3b, eine wichtige Rolle. Aktivierte Mikroglia stellt nämlich vermehrt den C1-Komplex her, der an synaptische Membranen binden kann. Er führt zur klassischen Komplement-Aktivierung und anschließender Phagozytose von Synapsen. Antikörper, die diesen Prozess blockieren, schützen nachgewiesenermaßen Synapsen vor einer Entfernung durch die Mikroglia.

Auf der anderen Seite muss aber auch festgestellt werden, dass zumindest in Tiermodellen der Alzheimer-Krankheit die neuronale Degeneration auch ohne Veränderungen der umgebenden Entzündungsparameter aufgehalten werden kann, z. B. durch Ausschalten des Tau-bindenden Vesikelproteins Synaptogyrin-3 in Neuronen. Weiterhin können insbesondere zu Beginn der Erkrankung Mikrogliazellen auch extrazelluläre Aggregate, beispielsweise das β-Amyloid, aufnehmen und toxische Effekte damit reduzieren. Schließlich werden durch die Mikroglia geschädigte Synapsen abgeräumt (*Clearance*-Funktion der Mikroglia). Defekte Synapsen stören durch vermehrten Kalzium-Einstrom und Beeinträchtigung der Mitochondrien die gesamte Nervenzelle, so dass mikrogliale Zellen auch für den Erhalt neuronaler Netzwerke verantwortlich sind. Die Mikroglia im Gehirn ist daher als ein zweischneidiges Schwert anzusehen.

Auf den Punkt gebracht

- Häufige Infektionen im Alter beschleunigen den kognitiven Abbau. Der Tumornekrosefaktor TNFα spielt hierbei eine wichtige Rolle.
- Aβ-Oligomere binden an spezielle Mikroglia-Rezeptoren (TREM2). Menschen mit Mutationen im TREM2-Gen haben ein erhöhtes Risiko, an einer Alzheimer-Demenz zu erkranken.
- Eine Mikroglia-Aktivierung tritt besonders in Regionen mit ausgeprägter Tau-Pathologie auf.
- Im Anfangsstadium einer neurodegenerativen Erkrankung kann Mikroglia durch Aufnahme und Entsorgung von defekten Synapsen und Protein-Aggregaten (z. B. β-Amyloid) auch protektiv wirken.

2.5 Virusinfektionen bei neurodegenerativen Erkrankungen

In Bezug auf neurodegenerative Erkrankungen gibt es diverse Berichte und Tierexperimente, die nahelegen, dass Viren insbesondere dopaminerge Neurone in der Substantia nigra befallen können. Ein vermehrtes Auftreten von Parkinson-Syndromen, aber auch Alzheimer-typische Veränderungen, war schon im Rahmen der spanischen Grippe (1918–1920) und nach den durch das H5N1-Virus ausgelösten Vogelgrippe-Wellen zu beobachten. Es wird vermutet, dass Virus-Infektionen eine chronische Aktivierung von Mikrogliazellen auslösen können, die über die oben beschriebenen entzündlichen Veränderungen letztlich zur Neurodegeneration führt. Es handelt sich dabei also nicht um eine direkte Schädigung von Nervenzellen durch ständig im Gehirn präsente Viren. Ein Parkinsonismus ist im Übrigen auch nach Infektionen mit Coxsackie-, Enzephalitis- und HIV-Viren beobachtet worden.

Im Zuge der weltweiten Covid-Pandemie ist auch eine mögliche Beteiligung von Corona-Viren am neuronalen Zelltod in den Mittelpunkt des Forschungsinteresses vieler Laboratorien gerückt. Im Dezember 2019 trat in China (Wuhan) ein neuartiges Coronavirus auf (SARS-CoV-2, Abb. 2.19), das neben einer Reihe von Proteinen einzelsträngige RNA enthält und nach Vermehrung in den Wirtszellen ein akutes respiratorisches Syndrom in der Lunge erzeugt (SARS steht für **S**evere **A**cute **R**espiratory **S**yndrome).

Die Mortalität dieser Infektion liegt über alle Altersgruppen hinweg bei 1–3 %. Von den Älteren und Menschen mit Vorerkrankungen (z. B. Bluthochdruck, Diabetes, Lungen- und Herzkrankheiten) versterben bis zu 20 %

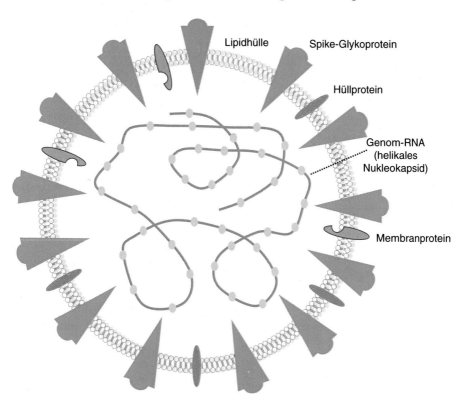

Abb. 2.19 Die RNA des SARS-Cov-2-Virus enthält die Information für alle Virus-proteine, insbesondere für die Struktur gebenden Spike-, Hüll-, Membran- und das Nucleokapsid-Protein, das an die RNA bindet. Andere Eiweiße sind insbesondere für die Vermehrung (Replikation) essentiell. Nach Infektion und Aufnahme des Virus in das Zytoplasma übernehmen die Ribosomen der Wirtszelle die Herstellung dieser ca. 30 Virusproteine. Neue Virus-Partikel werden dann im Golgi-Apparat zusammengesetzt und ausgeschleust, um weitere Zellen zu infizieren

der Infizierten. Weit über 150 Millionen Infizierte und 3,2 Millionen Opfer waren bis April 2021 zu beklagen. Außerdem sind 5–10 % der Infizierten vom *long-Covid*-Syndrom betroffen, einem chronischen Erschöpfungssyndrom mit teilweise schweren Auswirkungen auf die Funktionsfähigkeit unseres Gehirns. Es handelt sich bei dieser Infektion um die weltweit schwerste gesundheitliche Krise seit dem zweiten Weltkrieg. Leider mussten wir auch erleben, welche enormen Auswirkungen die Krankheit auf unser Gesundheits- und Wirtschaftssystem hat.

Der für den Eintritt des Cov-2-Virus in die Zielzellen notwendige Rezeptor ACE2 (**A**ngiotensin-**C**onverting **E**nzyme receptor) findet sich in den Atemwegen, aber auch in Nerven- und Gliazellen sowie an der Innenauskleidung der Blutgefäße, dem Endothel. Das große, wie ein Pilz geformte Spike-Protein (Abb. 2.19) ermöglicht dem Virus mit der Lipidmembran der Zielzelle zu verschmelzen, so dass die Virus-RNA in das Zytoplasma gelangt.

Neben den Epithelzellen in Nasen- und Mundhöhle werden so auch die Pneumozyten in der Lunge und die Endothelzellen der Gefäße infiziert. In der Folge kommt es zu einer Lungenschädigung und meist auch zu Durchblutungsstörungen, die in einem Multi-Organversagen enden können. Besteht eine hohe Viruslast im Blut (Virämie), erfolgt der Eintritt des Virus in das Gehirn über das Endothel der Hirngefäße oder auch über den ersten Hirnnerven, den Riechnerv. Von dort gelangen die Viren dann weiter in den Riechkolben, den Bulbus olfactorius, an der Unterseite des Stirnlappens. Das Riechepithel, nicht aber die olfaktorischen Rezeptorzellen, am Dach unserer Nasenhöhle weist eine besonders hohe Infektionsrate mit SARS-Cov-2 auf.

Neurologische Symptome finden sich bei bis zu 80 % der an Covid-19 erkrankten Menschen. Grundsätzlich sind sie als unspezifische Begleiterscheinungen einer Sepsis, bei hohem Fieber oder aufgrund von Sauerstoffmangel allerdings auch zu erwarten. Neben Kopf- und Muskelschmerzen, Müdigkeit, Geruchs- und Geschmacksstörungen bei rund 90 % der Patienten kann selten auch eine schwere Entzündung des Gehirns (Enzephalitis) oder ein Schlaganfall auftreten. In histopathologischen Untersuchungen wurde aber primär eine mikrogliale Entzündungsreaktion und teils erhebliche Veränderungen besonders an den kleinen Blutgefäßen festgestellt, die **mikrovaskulären Gefäßschäden**. Die Wand der betroffenen Gefäße wird dabei dünner und teilweise undicht, so dass Durchblutungsstörungen auftreten. Daneben werden im peripheren Nervensystem Neuro- und Myopathien sowie das gefürchtete Guillain-Barre-Syndrom mit Lähmungen der Muskulatur beobachtet.

Interessanterweise wird das SARS-Cov-2-Virus aber nicht in großen Mengen im Nervengewebe und nur selten im Nervenwasser nachgewiesen. Obwohl das Virus prinzipiell in alle ACE2-positiven Neurone eindringen kann, is offenbar die aufgrund der Virusinfektion gestartete Immunreaktion im Gehirn für die beschriebenen Probleme verantwortlich. Die infizierten Zellen geben zuerst unserem Körper eine Nachricht, dass sie von einem Virus befallen sind. Diese unspezifische Reaktion wird durch Interferon vermittelt. In der Folge werden zytotoxische T-Zellen (CD8-positiv) und Helfer-T-Zellen (CD4-positiv) aktiviert. Letztere stimulieren wiederum B-Lymphozyten, die Antikörper gegen Virusproteine (z. B. gegen das Spike-Protein) bilden und somit die weitere Aufnahme von Viren in die Zielzellen blockieren.

Im Rahmen dieser komplexen immunologischen Vorgänge können einige Interferone und Zytokine allerdings so zahlreich freigesetzt werden, dass es zu einer überschießenden Immunreaktion kommt, einem „Zytokin-Sturm". Dadurch wäre zu erklären, warum bei einigen Patienten eine das Immunsystem unterdrückende Steroid-Behandlung mit Cortisol zu klinischen Verbesserungen führt, obwohl diese Therapie bei Virus-Infektionen normalerweise kontraindiziert ist. Das *long-Covid*-Syndrom hat möglicherweise auch mit „erschöpften" T-Zellen zu tun, die sich im Gehirn in den Monaten nach einer Infektion finden und kein vollständiges Repertoire an relevanten Proteinen mehr zur Verfügung haben. Auch die Vorstufen der Makrophagen im Körper, die Monozyten, zeigen nach einer durchgemachten Infektion einen verminderten zellulären Stoffwechsel.

Inwiefern diese immunologischen Veränderungen bei Covid-19-Patienten langfristig zu einer neuronalen Degeneration führen, bleibt abzuwarten. Interessanterweise werden Menschen mit einem erhöhtem Risiko für den Morbus Alzheimer (ApoE4-Träger) eher infiziert als andere und bei einem Drittel der dementen Patienten beschleunigt eine Covid-Erkankung den Verlust kognitiver Fähigkeiten. Ebenso verschlechtern sich die neurologischen Symptome bei Parkinson-Kranken, die sich mit SARS-Cov-2 infizieren. Sie klagen über vermehrtes Zittern, Muskelsteifheit, Müdigkeit, Depression und Schmerzen im Verlauf der Viruserkrankung.

Die Zukunft wird zeigen, ob das SARS-Virus die Substantia nigra direkt angreifen kann und Parkinson-Syndrome dann gehäuft auftreten werden. Bisher gibt es nur Einzelfallbeschreibungen, die in diese Richtung deuten. Längerfristige neurologische Komplikationen im Sinne einer *long-Covid*-Erkrankung sind aber bei vielen Covid-19-Patienten zu erwarten, wohl auch bei Kindern und Jugendlichen. Zu den Symptomen gehören insbesondere Stimmungsschwankungen, Konzentrations- und Merkfähigkeitsstörungen, Müdigkeit oder auch Schwindel. Die Anzahl der chronisch Kranken ist inzwischen so groß geworden, dass die Deutsche Neurologische Gesellschaft eigene Behandlungsrichtlinien herausgegeben hat. Hirnscans mit der 18FDG-PET (Positronen-Emissions-Tomographie mit 18-Fluor markierter Desoxyglukose, s. auch Abb. 2.9) zeigten bei zwei Drittel der Covid-Kranken eine auffällige Unterversorgung des Cortex im Stirn- und Scheitellappen.

Neben den gängigen symptomatischen Therapien und bekannten antiviralen Medikamenten wird auch an therapeutischen Antikörpern und Peptiden geforscht, die den Eintritt des Virus in die Nervenzellen blockieren können. Ein interessanter Ansatz verfolgt die Inhibition der Bindung des Virus an α5β1-Integrin in der neuronalen Plasmamembran. Das Spike-Protein von SARS-Cov-2 kann nämlich nicht nur an ACE2, sondern über ein RGD-

Motiv, das aus den drei Aminosäuren Arginin, Glycin und Asparaginsäure besteht (Arg, R – Gly, G – Asp, D), offenbar auch an Integrine binden. Nach Aktivierung von intrazellulären MAP Kinasen scheint das Virus auf diese Art leichter in die Neurone zu gelangen.

Auf den Punkt gebracht

- Parkinson-Syndrome und Alzheimer-typische Veränderungen können in Folge einer Virusinfektionen auftreten, möglicherweise auch als Konsequenz von Covid-19.
- Die Ende 2019 neu aufgetretene Infektion mit SARS-CoV-2-Viren aus der Corona-Familie führt in vielen Fällen zu neurologischen Symptomen.
- Das Virus gelangt über das Endothel der Hirngefäße oder über den ersten Hirnnerven in das Gehirn.
- Bis zu 10 % der Infizierten erleiden ein chronisches Erschöpfungssyndrom, das primär auf eine anhaltende mikrogliale Entzündungsreaktion zurückgeführt wird.

Weiterführende Literatur

Altern und neuronale Degeneration

Andreone BJ, Larhammar M, Lewcock JW (2019) Cell death and neurodegeneration. Cold Spring Harb Perspect Biol 12:a036434

Bartels T, De Schepper S, Hong S (2020) Microglia modulate neurodegeneration in Alzheimer's and Parkinson's diseases. Science 370:66–69

Berson A, Nativio R, Berger SL, Bonini NM (2018) Epigenetic regulation in neurodegenerative diseases. Trends Neurosci 41:587–598

Bonnar O, Hall CN (2020) First, tau causes NO problem. Nat Neurosci 23:1035–1036

Braak H, Del Tredici K (2016) Potential pathways of abnormal Tau and α-Synuclein dissemination in sporadic Alzheimer's and Parkinson's diseases. Cold Spring Harb Perspect Biol 8:a023630

Chen Y, Qin C, Huang J, Tang X, Liu C, Huang K, Xu J, Guo G, Tong A, Zhou L (2020) The role of astrocytes in oxidative stress of central nervous system: a mixed blessing. Cell Prolif 53:e12781

Cioni J-M, Lin JQ, Holtermann AV, Koppers M, Jakobs MAH, Azizi A, Turner-Bridger B, Shigeoka T, Franze K, Harris WA, Holt CE (2019) Late endosomes act as mRNA translation platforms and sustain mitochondria in axons. Cell 176:56–72

Clarke LE, Liddelow SA, Chakraborty C, Munch AE, Heiman M, Barres BA (2018) Normal aging induces A1-like astrocyte reactivity. Proc Natl Acad Sci USA 115:E1896–E1905

Crispi S, Filosa S (2021) Novel perspectives for neurodegeneration prevention: effects of bioactive polyphenols. Neural Regen Res 16:1411–1412

Cullen NC, Leuzy A, Palmqvist S, Janelidze S et al (2021) Individualized prognosis of cognitive decline and dementia in mild cognitive impairment based on plasma biomarker combinations. Nature Aging 1:114–123

Dahl MJ, Mather M, Düzel S, Bodammer NC, Lindenberger U, Kühn S, Werkle-Bergner M (2019) Rostral locus coeruleus integrity is associated with better memory performance in older adults. Nat Hum Behav 3:1203–1214

Dawson TM, Dawson VL (2017) Mitochondrial mechanisms of neuronal cell death: potential therapeutics. Annu Rev Pharmacol Toxicol 57:437–454

Dawson TM, Golde TE, Lagier-Tourenne C (2018) Animal models of neurodegenerative diseases. Nat Neurosci 21:1370–1379

Delpech JC, Herron S, Botros MB, Ikezu T (2019) Neuroimmune crosstalk through extracellular vesicles in health and disease. Trends Neurosci 42:361–372

Eacker SM, Dawson TM, Dawson VL (2009) Understanding microRNAs in neurodegeneration. Nat Rev Neurosci 10:837–841

Fricker M, Tolkovsky AM, Borutaite V, Coleman M, Brown GC (2018) Neuronal cell death. Physiol Rev 98:813–880

Fujikake N, Shin M, Shimizu S (2018) Association between autophagy and neurodegenerative diseases. Front Neurosci 12:255–255

Gan L, Cookson MR, Petrucelli L, La Spada AR (2018) Converging pathways in neurodegeneration, from genetics to mechanisms. Nat Neurosci 21:1300–1309

Greenhalgh AD, David S, Bennett FC (2020) Immune cell regulation of glia during CNS injury and disease. Nat Rev Neurosci 21:139–152

Guttenplan KA, Liddelow SA (2019) Astrocytes and microglia: models and tools. J Exp Med 216:71–83

Heneka MT, McManus RM, Latz E (2018) Inflammasome signalling in brain function and neurodegenerative disease. Nat Rev Neurosci 19:610–621

Hickman S, Izzy S, Sen P, Morsett L, El Khoury J (2018) Microglia in neurodegeneration. Nat Neurosci 21:1359–1369

Hollville E, Romero SE, Deshmukh M (2019) Apoptotic cell death regulation in neurons. FEBS J 286:3276–3298

Hwang JY, Aromolaran KA, Zukin RS (2017) The emerging field of epigenetics in neurodegeneration and neuroprotection. Nat Rev Neurosci 18:347–361

Jha MK, Kim JH, Song GJ, Lee WH, Lee IK, Lee HW, An SSA, Kim S, Suk K (2018) Functional dissection of astrocyte-secreted proteins: implications in brain health and diseases. Prog Neurobiol 162:37–69

Jucker M, Walker LC (2018) Propagation and spread of pathogenic protein assemblies in neurodegenerative diseases. Nat Neurosci 21:1341–1349

Kam TI, Hinkle JT, Dawson TM, Dawson VL (2020) Microglia and astrocyte dysfunction in Parkinson's disease. Neurobiol Dis 144:105028

Kiral FR, Kohrs FE, Jin EJ, Hiesinger PR (2018) Rab GTPases and membrane trafficking in neurodegeneration. Curr Biol 28:R471–R486

Klimaschewski L, Claus P (2021) Fibroblast growth factor signalling in the diseased nervous system. Mol Neurobiol 58:3884–3902

Kulkarni A, Chen J, Maday S (2018) Neuronal autophagy and intercellular regulation of homeostasis in the brain. Curr Opin Neurobiol 51:29–36

Leeman DS, Hebestreit K, Ruetz T, Webb AE et al (2018) Lysosome activation clears aggregates and enhances quiescent neural stem cell activation during aging. Science 359:1277–1283

Li Q, Haney MS (2020) The role of glia in protein aggregation. Neurobiol Dis 143:105015

Liddelow SA, Barres BA (2017) Reactive astrocytes: production, function, and therapeutic potential. Immunity 46:957–967

Liddelow SA, Sofroniew MV (2019) Astrocytes usurp neurons as a disease focus. Nat Neurosci 22:512–513

Lim YJ, Lee SJ (2017) Are exosomes the vehicle for protein aggregate propagation in neurodegenerative diseases? Acta Neuropathol Commun 5:64

Ma S, Sun S, Geng L, Song M, Wang W et al (2020) Caloric restriction reprograms the single-cell transcriptional landscape of rattus norvegicus aging. Cell 180:984–1001

Mathieu C, Pappu RV, Taylor JP (2020) Beyond aggregation: pathological phase transitions in neurodegenerative disease. Science 370:56–60

Mattugini N, Bocchi R, Scheuss V, Russo GL, Torper O, Lao CL, Götz M (2019) Inducing different neuronal subtypes from astrocytes in the injured mouse cerebral cortex. Neuron 103:1086–1095

McKenzie BA, Dixit VM, Power C (2020) Fiery cell death: pyroptosis in the central nervous system. Trends Neurosci 43:55–73

Nedergaard M, Goldman SA (2020) Glymphatic failure as a final common pathway to dementia. Science 370:50–56

Neefjes J, van der Kant R (2014) Stuck in traffic: an emerging theme in diseases of the nervous system. Trends Neurosci 37:66–76

Neukomm LJ, Burdett TC, Seeds AM, Hampel S et al (2017) Axon death pathways converge on Axundead to promote functional and structural axon disassembly. Neuron 95:78–91

Ochoa Thomas E, Zuniga G, Sun W, Frost B (2020) Awakening the dark side: retrotransposon activation in neurodegenerative disorders. Curr Opin Neurobiol 61:65–72

Pan C, Locasale JW (2021) Targeting metabolism to influence aging. Science 371:234–235

Peng C, Trojanowski JQ, Lee VMY (2020) Protein transmission in neurodegenerative disease. Nat Rev Neurol 16:199–212

Qian H, Kang X, Hu J, Zhang D, Liang Z et al (2020) Reversing a model of Parkinson's disease with in situ converted nigral neurons. Nature 582:550–556

Riera CE, Dillin A (2015) Can aging be „drugged"? Nat Med 21:1400–1405

Saez-Atienzar S, Masliah E (2020) Cellular senescence and Alzheimer disease: the egg and the chicken scenario. Nat Rev Neurosci 21:433–444

Salter MW, Stevens B (2017) Microglia emerge as central players in brain disease. Nat Med 23:1018–1027

Sandsmark DK, Bashir A, Wellington CL, Diaz-Arrastia R (2019) Cerebral microvascular injury: a potentially treatable endophenotype of traumatic brain injury-induced neurodegeneration. Neuron 103:367–379

Sweeney MD, Kisler K, Montagne A, Toga AW, Zlokovic BV (2018) The role of brain vasculature in neurodegenerative disorders. Nat Neurosci 21:1318–1331

Vainchtein ID, Molofsky AV (2020) Astrocytes and microglia: in sickness and in health. Trends Neurosci 43:144–154

Wang C, Telpoukhovskaia MA, Bahr BA, Chen X, Gan L (2018) Endo-lysosomal dysfunction: a converging mechanism in neurodegenerative diseases. Curr Opin Neurobiol 48:52–58

Wang C, Yue H, Hu Z, Shen Y, Ma J, Li J, Wang X-D, Wang L, Sun B, Shi P, Wang L, Gu Y (2020) Microglia mediate forgetting via complement-dependent synaptic elimination. Science 367:688–694

Wang Z, Becker K, Donadio V, Siedlak S, Yuan J et al (2020) Skin α-Synuclein aggregation seeding activity as a novel biomarker for Parkinson disease. JAMA Neurol 78:1–11

Wertz MH, Mitchem MR, Pineda SS, Hachigian LJ et al (2020) Genome-wide in vivo CNS screening identifies genes that modify CNS neuronal survival and mHTT toxicity. Neuron 106:76–89

Yerbury JJ, Farrawell NE, McAlary L (2020) Proteome homeostasis dysfunction: a unifying principle in ALS pathogenesis. Trends Neurosci 43:274–284

Morbus Parkinson

Armstrong MJ, Okun MS (2020) Diagnosis and treatment of Parkinson disease: a review. JAMA 323:548–560

Bartels T, De Schepper S, Hong S (2020) Microglia modulate neurodegeneration in Alzheimer's and Parkinson's diseases. Science 370:66–69

Cammisuli D, Ceravolo R, Bonuccelli U (2020) Non-pharmacological interventions for Parkinson's disease mild cognitive impairment: future directions for research. Neural Regen Res 15:1650–1651

Cao K, Tait SWG (2019) Parkin inhibits necroptosis to prevent cancer. Nat Cell Biol 21:915–916

Carling PJ, Mortiboys H, Green C, Mihaylov S et al (2020) Deep phenotyping of peripheral tissue facilitates mechanistic disease stratification in sporadic Parkinson's disease. Prog Neurobiol 187:101772

Diederich NJ, Uchihara T, Grillner S, Goetz CG (2020) The evolution-driven signature of Parkinson's disease. Trends Neurosci 43:475–492

Fares MB, Jagannath S, Lashuel HA (2021) Reverse engineering Lewy bodies: how far have we come and how far can we go? Nat Rev Neurosci 22:111–131

Fellner L, Irschick R, Schanda K, Reindl M, Klimaschewski L, Poewe W, Wenning GK, Stefanova N (2013) Toll-like receptor 4 is required for α-synuclein dependent activation of microglia and astroglia. Glia 61:349–360

Hunn BHM, Cragg SJ, Bolam JP, Spillantini MG, Wade-Martins R (2015) Impaired intracellular trafficking defines early Parkinson's disease. Trends Neurosci 38:178–188

Kalia LV, Lang AE (2015) Parkinson's disease. Lancet 386:896–912

Kam TI, Hinkle JT, Dawson TM, Dawson VL (2020) Microglia and astrocyte dysfunction in Parkinson's disease. Neurobiol Dis 144:105028

Kouli A, Camacho M, Allinson K, Williams-Gray CH (2020) Neuroinflammation and protein pathology in Parkinson's disease dementia. Acta Neuropathol Commun 8:211

Navarro-Romero A, Montpeyó M, Martinez-Vicente M (2020) The emerging role of the lysosome in Parkinson's disease. Cell 9:2399

Poewe W, Seppi K, Tanner CM, Halliday GM, Brundin P, Volkmann J, Schrag AE, Lang AE (2017) Parkinson disease. Nature Rev Dis Primers 3:17013

Qian H, Kang X, Hu J, Zhang D, Liang Z et al (2020) Reversing a model of Parkinson's disease with in situ converted nigral neurons. Nature 582:550–556

Small SA, Petsko GA (2015) Retromer in Alzheimer disease, Parkinson disease and other neurological disorders. Nat Rev Neurosci 16:126–132

Sorrentino ZA, Giasson BI (2019) Exploring the peripheral initiation of Parkinson's disease in animal models. Neuron 103:547–549

Surmeier DJ, Obeso JA, Halliday GM (2017) Selective neuronal vulnerability in Parkinson disease. Nat Rev Neurosci 18:101–113

Zeng XS, Geng WS, Jia JJ, Chen L, Zhang PP (2018) Cellular and molecular basis of neurodegeneration in Parkinson disease. Front Aging Neurosci 10:109

Demenz und Morbus Alzheimer

Bartels T, De Schepper S, Hong S (2020) Microglia modulate neurodegeneration in Alzheimer's and Parkinson's diseases. Science 370:66–69

Bellenguez C, Grenier-Boley B, Lambert JC (2020) Genetics of Alzheimer's disease: where we are, and where we are going. Curr Opin Neurobiol 61:40–48

Braak H, Del Tredici K (2016) Potential pathways of abnormal Tau and α-Synuclein dissemination in sporadic Alzheimer's and Parkinson's diseases. Cold Spring Harb Perspect Biol 8:a023630

Chang CW, Shao E, Mucke L (2021) Tau: enabler of diverse brain disorders and target of rapidly evolving therapeutic strategies. Science 371:eabb8255

Chen X, Gan L (2019) An exercise-induced messenger boosts memory in Alzheimer's disease. Nat Med 25:20–21

Darling AL, Shorter J (2020) Atomic structures of amyloid-β oligomers illuminate a neurotoxic mechanism. Trends Neurosci 43:740–743

Edwards FA (2019) A unifying hypothesis for Alzheimer's disease: from plaques to neurodegeneration. Trends Neurosci 42:310–322

Harris SS, Wolf F, De Strooper B, Busche MA (2020) Tipping the scales: peptide-dependent dysregulation of neural circuit dynamics in Alzheimer's disease. Neuron 107:417–435

Klimmt J, Dannert A, Paquet D (2020) Neurodegeneration in a dish: advancing human stem-cell-based models of Alzheimer's disease. Curr Opin Neurobiol 61:96–104

Kumar DKV, Choi SH, Washicosky KJ, Eimer WA, Tucker S et al (2016) Amyloid-β peptide protects against microbial infection in mouse and worm models of Alzheimer's disease. Sci Transl Med 8:340–372

Lemche E (2018) Early life stress and epigenetics in late-onset Alzheimer's dementia: a systematic review. Curr Genom 19:522–602

Minhas PS, Latif-Hernandez A, McReynolds MR, Durairaj AS et al (2021) Restoring metabolism of myeloid cells reverses cognitive decline in ageing. Nature 590:122–128

Moreno-Jiménez EP, Flor-García M, Terreros-Roncal J, Rábano A et al (2019) Adult hippocampal neurogenesis is abundant in neurologically healthy subjects and drops sharply in patients with Alzheimer's disease. Nat Med 25:554–560

Nedergaard M, Goldman SA (2020) Glymphatic failure as a final common pathway to dementia. Science 370:50–56

Rexach J, Geschwind D (2020) Selective neuronal vulnerability in Alzheimer's disease: a modern holy grail. Neuron 107:763–765

Saez-Atienzar S, Masliah E (2020) Cellular senescence and Alzheimer disease: the egg and the chicken scenario. Nat Rev Neurosci 21:433–444

Sierksma A, Escott-Price V, De Strooper B (2020) Translating genetic risk of Alzheimer's disease into mechanistic insight and drug targets. Science 370:61–66

Small SA, Petsko GA (2015) Retromer in Alzheimer disease, Parkinson disease and other neurological disorders. Nat Rev Neurosci 16:126–132

Small SA, Simoes-Spassov S, Mayeux R, Petsko GA (2017) Endosomal traffic jams represent a pathogenic hub and therapeutic target in Alzheimer's disease. Trends Neurosci 40:592–602

Trambauer J, Fukumori A, Steiner H (2020) Pathogenic Aβ generation in familial Alzheimer's disease: novel mechanistic insights and therapeutic implications. Curr Opin Neurobiol 61:73–81

van der Kant R, Goldstein LSB, Ossenkoppele R (2020) Amyloid-β-independent regulators of tau pathology in Alzheimer disease. Nat Rev Neurosci 21:21–35

Walsh DM, Selkoe DJ (2020) Amyloid β-protein and beyond: the path forward in Alzheimer's disease. Curr Opin Neurobiol 61:116–124

Covid-19

Amruta N, Chastain WH, Paz M, Solch RJ, Murray-Brown IC, Befeler JB, Gressett TE, Longo MT, Engler-Chiurazzi EB, Bix G (2021) SARS-CoV-2 mediated neuroinflammation and the impact of COVID-19 in neurological disorders. Cytokine Growth Factor Rev 58:1–15

Cataldi M, Pignataro G, Taglialatela M (2020) Neurobiology of coronaviruses: potential relevance for COVID-19. Neurobiol Dis 143:105007

Finsterer J (2020) Putative mechanisms explaining neuro-COVID. J Neuroimmunol 350:577453

Gatto EM, Fernandez Boccazzi J (2020) COVID-19 and neurodegeneration: what can we learn from the past? Eur J Neurol 27:e45–e45

Hosp JA, Dressing A, Blazhenets G, Bormann T, Rau A et al (2021) Cognitive impairment and altered cerebral glucose metabolism in the subacute stage of COVID-19. Brain 144:1263–1276

Hu B, Guo H, Zhou P, Shi ZL (2021) Characteristics of SARS-CoV-2 and COVID-19. Nat Rev Microbiol 19:141–154

Lee MH, Perl DP, Nair G, Li W et al (2020) Microvascular injury in the brains of patients with Covid-19. N Engl J Med 384:481–483

Lempriere S (2020) SARS-CoV-2 and the brain to be studied long-term. Nat Rev Neurol 16:522

Losy J (2020) SARS-CoV-2 infection: symptoms of the nervous system and implications for therapy in neurological disorders. Neurol Ther 23:1–12

Meinhardt J, Radke J, Dittmayer C, Franz J et al (2021) Olfactory transmucosal SARS-CoV-2 invasion as a port of central nervous system entry in individuals with COVID-19. Nat Neurosci 24:168–175

Ramani A, Muller L, Ostermann PN, Gabriel E et al (2020) SARS-CoV-2 targets neurons of 3D human brain organoids. EMBO J 39:e106230

Rhea EM, Logsdon AF, Hansen KM, Williams LM et al (2020) The S1 protein of SARS-CoV-2 crosses the blood-brain barrier in mice. Nat Neurosci 24:368–378

3

Nervenzellen retten oder ersetzen – welche Strategie ist erfolgreicher?

Inhaltsverzeichnis

Wie im vorigen Kapitel beschrieben, ist es bei den meisten Patienten mit neurodegenerativen Erkrankungen nicht möglich, den genauen Pathomechanismus festzustellen, der am Anfang einer Kausalkette steht, die letztlich zum neuronalen Zelltod führt. Selbst wenn ein Gendefekt bekannt ist, wie bei familiär gehäuft auftretender Neurodegeneration, ist eine an den Wurzeln ansetzende Therapie bis heute nicht möglich. Sollte in der Zukunft eine Gentherapie zum Einsatz kommen, die ein krankhaft verändertes Gen durch das intakte Gen ersetzen könnte, wäre ein Fortschreiten der Krankheit möglicherweise zu verhindern. Eine umfassende Gentherapie für das menschliche Gehirn steckt allerdings noch in den Kinderschuhen. In Mäusen werden Genfähren schon erfolgreich eingesetzt, aber im viel größeren menschlichen Gehirn werden derzeit nicht die Mengen genetisch veränderter Neurone erreicht, die für eine funktionell erfolgreiche Therapie notwendig wären.

Sowohl die im zweiten Kapitel beschriebenen pathomechanistischen Untersuchungen als auch die daraus resultierenden Therapieversuche wurden primär in Zellkulturen und Versuchstieren durchgeführt, meistens in Mäusen oder Ratten. Nagetiere und Menschen haben aber schon vor 60–80 Millionen

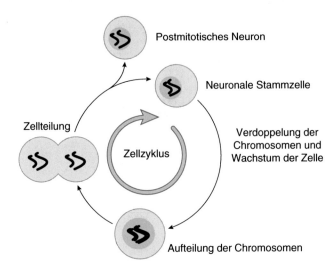

Postmitotisches Neuron

Neuronale Stammzelle

Zellteilung

Zellzyklus

Verdoppelung der
Chromosomen und
Wachstum der Zelle

Aufteilung der Chromosomen

Abb. 3.1 Neuronale Stammzellen werden aus fetalem Hirngewebe, kultivierten Embryonen (Blastozysten) oder durch Rückprogammierung aus erwachsenen, somatischen
Körperzellen gewonnen. Sie teilen sich mitotisch, indem sie ihre Chromosomen ver-
doppeln, den Zellkern auflösen und zwei Tochterzellen bilden, von denen eine wieder
in den Zellzyklus eintritt. Durch Behandlung mit spezifischen Wachstumsfaktoren bilden sich postmitotische Nervenzellen, die sich nicht mehr teilen und für Trans-
plantationsexperimente verwendet werden können

Jahren ihren letzten gemeinsamen Vorfahren gehabt und sich danach unabhängig voneinander entwickelt. Durch diese evolutionäre Divergenz kann
ein Maus- oder ein Rattenmodell einer neurodegenerativen Erkrankung nur
eine sehr vage Annäherung an die menschliche Pathologie sein, zumal die
Alterungsmechanismen zwischen den Spezies sehr unterschiedlich sind. Ihre
„innere Uhren", die insbesondere den Alterungsprozess von Zellen bestimmen, gehen völlig verschieden.

Die Komplexiтät neurodegenerativer Erkrankungen und generell die
Schwierigkeit, geeignete Tiermodelle zur Testung von neuen Therapien zu
finden, haben Wissenschaftler daher motiviert, die Forschung im Bereich hu-
maner Zellen, insbesondere von Stammzellen, zu intensivieren. Da es
normalerweise nicht möglich ist, neuronale Stammzellen direkt aus dem Gehirn von Patienten zu entnehmen, werden humane **induzierte** und **pluripotente** Stammzellen (hiPSZ bzw. hiPSCs auf Englisch) seit einigen Jahren
im Labor hergestellt (Abb. 3.1).

Mit dieser Technologie können Stammzellen aus Hautbiopsien oder aus
dem Blut von Patienten mit Mutationen in einem Parkinson- oder
Alzheimer-Gen gewonnen werden, die sich unter speziellen Bedingungen in
der Zellkultur umwandeln lassen. Sie werden dann **re-programmiert**, d. h.

durch Einschleusen entsprechender Gene und Behandlung mit speziellen Wachstumsfaktoren in funktionsfähige Nervenzellen, Astrozyten oder auch Mikroglia ausdifferenziert.

Beispielsweise zeigen Fibroblasten von Alzheimer-Patienten, die in Neurone umgewandelt wurden, nach detaillierter Analyse ihre Genoms im Vergleich zu induzierten Stammzellen von Menschen ohne Alzheimer-Demenz eine verstärkte Bildung von Proteinen, die mit Entdifferenzierung und zellulärem Stress assoziiert sind. Durch solche Erkenntnisse können neue Hypothesen zur Pathogenese der Alzheimer-Krankheit aufgestellt und überprüft werden. Zudem lassen sich bekannte Veränderungen der Genexpression, des Lipid-Stoffwechsels oder auch endosomale Störungen in solchen Zellkulturen untersuchen. Schon heute wird die Wirksamkeit von Medikamenten an induzierten Neuronen getestet, bevor sie vom Patienten selbst eingenommen werden. Das erspart teils unangenehme Nebenwirkungen einer pharmakologischen Therapie, die vielleicht auch gar nicht helfen würde. Mittels der neuen Gen-Editierungsmöglichkeiten (z.B. CRISPR-Cas9) wurde auch schon DNA in hiPSCs verändert, um beispielsweise Effekte seltener Alzheimer-Mutationen in der Zellkultur zu untersuchen.

Es darf aber nicht übersehen werden, dass die re-programmierten Zellen nicht in jeder Hinsicht den echten, ursprünglichen Nerven- und Gliazellen im Gehirn vergleichbar sind. So sind die induzierten Neurone in der Regel noch unreif, d. h. sie ähneln eher Zellen, die sich noch in der embryonalen Entwicklung befinden. Auch lassen sich spät im Verlauf einer Erkrankung auftretende Veränderungen, etwa die typischen Tau-Fibrillen beim Morbus Alzheimer, nicht nachweisen, obwohl die Zellen wochenlang in Kultur gehalten werden. Weiterhin ist die Umgebung der Neurone eine andere als im Gehirn, da die Blutgefäßversorgung und der Einbau in eine dreidimensionale Matrix mit Nachbarzellen fehlen. Aufgrund dieser doch nicht unerheblichen Defizite von Stammzell-Kulturen wurden in einem weiteren Schritt sog. Hirn-Organoide entwickelt. Es handelt sich bei diesen um Gehirnähnliche dreidimensionale Gebilde, die aus Stammzellen in der Zellkultur entstehen. Allerdings bilden auch sie ein frühes, noch nicht vaskularisiertes Entwicklungsstadium ab und die typischen altersbedingten Veränderungen von neurodegenerativen Erkrankungen zeigen sich in ihnen zumeist nicht.

Der heutige Stand der Forschung ermöglicht es allerdings schon jetzt, den neuronalen Zelltod im Tierversuch zu verlangsamen und abgestorbene Nervenzellen durch von außen hinzugefügte Stammzellen zu ersetzen. Diese Zellen differenzieren dann im Gehirn zu Neuronen aus und werden teilweise sogar in bestehende neuronale Netzwerke eingebaut. Leider waren die bisher durchgeführten klinischen Studien beim Menschen in dieser Hinsicht aber noch nicht erfolgreich. Daher wird heute vor allem versucht, die normalerweise nur geringe intrinsische (endogene) Nervenzellteilung, die Neurogenese, pharmakologisch zu stimulieren. Erste Erfahrungen wurden dabei mit Wachstumsfaktoren und speziellen Medikamenten gemacht, die die Teilung ruhender Stammzellen im Gehirn tatsächlich fördern können. Diese Versuche sind um so wichtiger, als es bisher eben keine neuroprotektiven oder den Krankheitsverlauf verändernden Therapien gibt. In den Absätzen 3.1.6 sowie 3.2.5 wird detaillierter auf die klinischen Stammzellen-Studien zur Behandlung der Parkinson- und Alzheimer-Krankheit eingegangen.

Im Folgenden werde ich zuerst die gängigen symptomatischen Therapien des Morbus Parkinson und des Morbus Alzheimer vorstellen und danach die experimentellen Ansätze zur Behandlung oder Vermeidung der neuronalen Degeneration besprechen.

3.1 Morbus Parkinson

Generell muss bei den medikamentösen Parkinson-Therapien unterschieden werden, ob die Substanz das Überleben der Nervenzellen fördern oder den Transmitter Dopamin ersetzen soll. Letzteres ist das vorrangige Ziel der heute üblichen pharmakologischen Therapie. Damit sind es primär symptomatische und nicht den Zelltod aufhaltende Ansätze, die momentan zur Verfügung stehen. Neben den motorischen Funktionen können aber auch die vegetativ-autonomen und kognitiven bzw. psychiatrischen Symptome pharmakologisch verbessert werden. Weiterhin stehen operative, stereotaktische Eingriffsmöglichkeiten sowie die Physio- und die Sprechtherapien zur Verfügung.

3.1.1 Pharmakologische Therapie

Interessanterweise finden sich immer wieder Hinweise auf eine neuroprotektive, also das Überleben von Nervenzellen fördernde Wirkung von den seit 50 Jahren bekannten Dopamin-Rezeptor-Agonisten, die eigentlich nur den Transmitter Dopamin in seiner Wirkung simulieren sollen. Beispielsweise können Bromocriptin (ein Ergotamin-Abkömmling und Agonist am D2-Rezeptor), Pramipexol oder Ropinirol (Agonisten am D2/D3-Rezeptor) und R-Apomorphin (Agonist am D1/D2-Rezeptor) nicht nur die dopaminerge Neurotransmission imitieren, sondern in Tiermodellen auch zu einer Verminderung des neuronalen Zelltods in der Substantia nigra beitragen. Die genannten Substanzen werden insbesondere bei jüngeren Patienten gern vor einer L-Dopa-Therapie gegeben, da sie weniger motorische Komplikationen verursachen (im Sinne einer überschießenden Muskelaktivität). Insbesondere bei älteren Patienten mit kognitiven Defiziten können sie aber auch Halluzinationen verursachen.

L-Dopa ist derzeit das wirkungsvollste Parkinson-Medikament. Als Vorstufe von Dopamin diffundiert es durch die Blut-Hirn-Schranke und wird im Gehirn zu Dopamin umgewandelt (Abb. 2.5). Dopamin kann nämlich nach oraler oder intravenöser Gabe nicht die Schranke überwinden. Die Behandlung erfolgt daher zusammen mit einem DOPA-Decarboxylase-Inhibitor (z. B. Benserazid), da dieser nicht in das zentralnervöse Gewebe gelangt, aber die unerwünschte Umwandlung von L-Dopa zu Dopamin schon außerhalb des Gehirns verhindert.

Leider lässt die Effektivität von L-Dopa mit den Jahren deutlich nach. Auch können die Nebenwirkungen einer länger anhaltenden Gabe nicht unerheblich sein. Wenn die dopaminerge Wirkung zu stark ist, lassen sich oft heftige Bewegungen (Hyperkinesien) beobachten. Aber auch Halluzinationen, Unruhe oder Angststörungen können auftreten. Meist wird die L-Dopa-Dosis dann reduziert oder die Therapie wird kombiniert mit Hemmern von Dopamin abbauenden Enzymen, beispielsweise mit COMT- oder MAO-B-Inhibitoren (beispielsweise mit Rasagilin). Die Catechol-O-Methyltransferase (COMT) und die Monoaminoxidase-B (MAO-B) verstoffwechseln L-Dopa und Dopamin (Abb. 2.5). Ihre Hemmung oder Inaktivierung führen daher analog zur Therapie mit L-Dopa zu höheren Dopamin-Spiegeln im Gehirn.

Neben diesen direkt im dopaminergen System angreifenden Medikamenten steht mit Amantadin ein Blocker der glutamatergen Aktivierung am NMDA-Rezeptor zur Verfügung, der auch bei Parkinson-Patienten zum Einsatz kommt. Glutamat als wichtigster aktivierender Transmitter im Gehirn kann, wie im zweiten Kapitel besprochen, durch Übererregung (Hyperexzitation) zum neuronalen Zelltod führen. Eine Glutamat-Rezeptor-Blockade wirkt sich daher günstig auf das Überleben von Nervenzellen aus. Allerdings dürfen die Wirkungen von Glutamat im Gehirn nicht überall gehemmt werden. Hier macht sich die Problematik der meisten Medikamente im neuropsychiatrischen Bereich bemerkbar. Sie überschwemmen ja bei systemischer Behandlung das ganze Gehirn, obwohl sie nur in ganz bestimmten Hirnarealen wirksam werden sollten. Diese Tatsache verhindert zumeist eine effektive Dosierung, die eigentlich notwendig wäre, um eine ausreichende Wirkung zu erzeugen, da ansonsten zuviele unerwünschte Wirkungen auftreten.

Die mangelnde motorische Aktivität beim Morbus Parkinson könnte auch durch eine Hemmung der glutamatergen Übertragung an besonders aktiven Neuronen im Nucleus pallidus internus oder Nucleus subthalamicus positiv beeinflusst werden. Diese Kerngebiete sind ja selbst bewegungshemmend (s. Abb. 2.8), und im Sinne einer doppelten Hemmung würde eine solche Behandlung zu einer Verbesserung der Symptomatik führen. Weiterhin werden anti-cholinerge Medikamente (z.B. Trihexyphenidyl) durch ihre entspannende Wirkung auf die Muskulatur bei starkem Tremor (Zittern) eingesetzt.

3.1.2 Chirurgische und physikalische Therapie

Neben einer pharmakologischen Behandlung stehen Parkinson-Kranken heute auch chirurgische Verfahren zur Verfügung. Man kann sagen, dass die tiefe Hirnstimulation die Behandlung von Bewegungsstörungen in der Neurologie revolutioniert hat. Bis 2020 wurden schon 140.000 meist eher jüngere Patienten mit einem solchen Hirnschrittmacher versorgt. Dabei werden Elektroden stereotaktisch im Rahmen einer Operation in das Gehirn eingebracht. Ein Metallrahmen wird dafür mit dem Kopf des Patienten fest verbunden und erlaubt eine genaue Platzierung der Elektroden in definierte Hirnregionen hinein. Mit dem Nucleus subthalamicus, dem Globus pallidus internus und dem Nucleus ventralis intermedius des Thalamus stehen dabei drei verschiedene Zielpunkte zur Verfügung, letzterer besonders zur Behandlung des Zitterns. Die Elektroden werden nach dem Einsetzen mit einem elektrischen Stimulator verbunden, der im Bereich des Schlüsselbeins unter die Haut eingesetzt wird.

Bei den so behandelten Patienten zeigen sich meist schon nach kurzer Zeit positive Effekte, die ausgeprägter sind als jene, die durch eine Pharmakotherapie erzielbar wären. Das Zittern lässt nach und die Beweglichkeit verbessert sich. Oft können über die Hälfte der eingenommenen Medikamente dadurch eingespart werden. Außerdem wird bei einem Teil der operierten Patienten eine gute körperliche Beweglichkeit über den ganzen Tag hinweg erreicht. Allerdings erodieren die Elektroden langsam, und ihre Lage kann sich verändern. Weiterhin müssen die Batterien für das Steuergerät operativ getauscht werden. Daher werden derzeit neue, Ultraschall-basierte Methoden entwickelt, mit deren Hilfe unter Kontrolle im Kernspintomograph (MRI) definierte Areale der Basalganglien auf nicht-invasive Art ausgeschaltet werden.

Eine physikalische Therapie wie die Krankengymnastik zur Verhinderung von sekundär auftretenden Gelenkversteifungen ist für praktisch alle Patienten sinnvoll. Verschiedenste Formen körperlicher Aktivität einschließlich Ergometer-Training bringen eine Verbesserung der Symptomatik nicht nur in körperlicher Hinsicht. Auch depressive Verstimmungen und Ängstlichkeit sowie Schlaf- und Gedächtnisstörungen werden dadurch vermindert. Der Erfolg von einem Gehtraining, beispielsweise regelmäßiges *Nordic Walking*, liegt vermutlich auch an der Einübung direkter, d. h. corticospinaler axonaler Verbindungen, so dass die defekten Basalganglien bei der Aktivierung von motorischen Bewegungsprogrammen übersprungen werden können. Außerdem wird die Mitbewegung der Arme beim Gehen eingeübt. Bei Patienten mit Sprechstörungen (Dysarthrien) wäre ein Stimmtraining sinnvoll, das auch die Sprechlautstärke verbessern kann. Für alternative Heilverfahren, wie beispielsweise die in der ayurvedischen Medizin verwendeten Kratzbohnen (Mucuna pruriens), die Akupunktur, manuelle Therapien (Chiropraktik, Massage etc.) oder auch Biofeedback, bestehen bisher keine ausreichenden Wirksamkeitsnachweise.

Auf den Punkt gebracht

- Die derzeitige Therapie des Morbus Parkinson ist symptomatisch, da heute noch keine verifizierten Verfahren zur Verfügung stehen, die beim Menschen das Überleben dopaminerger Neurone sicherstellen oder degenerierte Zellen ersetzen können.
- L-Dopa ist das derzeit wirkungsvollste Parkinson-Medikament. Es wird zusammen mit einem DOPA-Decarboxylase-Inhibitor gegeben, um die Umwandlung von L-Dopa zu Dopamin außerhalb des ZNS zu verhindern.
- Mit stereotaktischen Eingriffen lassen sich in schweren Fällen alle drei Kardinalsymptome der Krankheit verbessern (Rigor, Tremor, Akinese).
- Dabei werden die Aktivitäten der Neurone im Nucleus subthalamicus, Globus pallidus internus oder im Nucleus ventralis intermedius des Thalamus über neurochirurgisch eingeführte Elektroden verändert.

3.1.3   Therapie mit neurotrophen Faktoren

In den 1980er Jahren haben viele Wissenschaftler mit großer Begeisterung vorgeschlagen, neurodegenerative Erkrankungen mit Hilfe neurotropher Moleküle zu behandeln, um das Absterben von Nervenzellen zu verhindern oder zumindest zu verzögern. Zu den das Überleben von Neuronen fördernden Substanzen gehören neben den relativ großen Proteinen aus der Familie neurotropher Faktoren auch kleinere, 20–40 Aminosäuren lange Neuropeptide, z. B. das PACAP (Pituitary Adenylate Cyclase Activating Polypeptide) oder das Galanin. Beide aktivieren an G-Proteine gekoppelte Rezeptoren in der neuronalen Plasmamembran (Abb. 3.2). Die Neurotrophine binden demgegenüber an Rezeptor-Tyrosin-Kinasen (RTKs). Beide Klassen von Rezeptoren sind auch in der Lage, das Wachstum von Axonen und Dendriten positiv zu beeinflussen. Zahlreiche der längerfristig wirksamen neuronalen Ver-

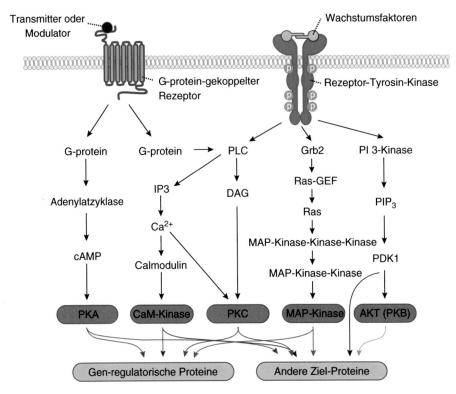

Abb. 3.2 Intrazelluläre Signalwege in Nervenzellen, die von Transmitter- und Wachstumsfaktor-Rezeptoren ausgehen. Rezeptor-Tyrosin-Kinasen (grün) werden in der Regel durch Dimerisierung aktiviert, d.h. je ein Rezeptor-Molekül bindet einen Wachstumsfaktor (Liganden) und interagiert mit einem zweiten Liganden-Rezeptor-Komplex in der Plasmamembran. Daraufhin phosphorlylieren sich die in das Zytoplasma hineinragenden Kinase-Domänen gegenseitig und aktivieren verschiedene Signalwege: Die PLC/DAG/PKC-, die Grb2/Ras/Raf/MAP-Kinase(ERK)- und die PI3-Kinase/AKT-Signaltransduktions-Kaskaden. In der Zellmembran sitzende G-Protein-gekoppelten Rezeptoren stellen beispielsweise die Dopamin-Rezeptoren dar. Sie bestehen aus einem Membranprotein (blau), an das ein G-Protein andocken kann. Dieses bindet GTP und aktiviert daraufhin Adenylatcyklase, die den sekundären Botenstoff cAMP bildet und damit die Proteinkinase A (PKA) aktiviert. Daneben werden über die Phospholipase C verschiedene Ca^{2+}-abhängige Signalwege angeschaltet

änderungen werden dabei über die Regulation der Genexpression im Zellkern vermittelt, d. h. über eine veränderte Herstellung (Expression) von mRNAs.

Die von neurotrophen Faktoren aktivierten RTKs stimulieren insbesondere die PI3-Kinase/AKT- und Ras/Raf/MAP-Kinase-abhängigen Signalwege. Sie sind für neuronales Überleben und axonales Wachstum essentiell. Ihre Effekte werden im Zytoplasma, aber auch über Veränderungen der Gen-Expression im Zellkern vermittelt. Mitglieder der Neurotrophin-Familie (NGF, BDNF,

NT-3) und neurotroph wirksame Zytokine, wie z. B. der *Ciliary Neurotrophic Factor* (CNTF), haben in Tiermodellen neurodegenerativer Erkrankungen eindrucksvolle Effekte auf die betroffenen Nervenzellen gezeigt. Ebenso lassen sich für die Insulin-abhängigen Wachstumsfaktoren (IGF-1 und IGF-2), die transformierenden Wachstumsfaktoren (TGFs) und für verschiedene Mitglieder der Fibroblasten-Wachstumsfaktor-Familie (FGFs) neurotrophe Effekte nachweisen. Diese Moleküle werden zumeist von Gliazellen freigesetzt. Interessanterweise stellen aber auch Nervenzellen selbst neurotrophe Faktoren her, darunter den *Brain Derived Neurotrophic Factor* (BDNF). BDNF hilft Neuronen, sich selbst (autokrine Wirkung) oder auch benachbarte Zellen am Leben zu erhalten (parakrine Wirkung) und fördert die morphologische Plastizität.

Bei neurologischen Erkrankungen, die mit neuronaler Degeneration einhergehen, findet man kaum noch neurotrophe Faktoren in den betroffenen Hirnregionen. Daher werden derzeit pharmakologische Ansätze verfolgt, um die RTKs über alternative Mechanismen zu aktivieren und Rezeptoren möglichst lange in der Nervenzelle zu halten, bevor sie im Lysosom abgebaut werden. Da die relevanten Signaltransduktionswege auch von den Endosomen aus angesteuert werden, kann der Transport aktivierter Rezeptoren von Rab5-positiven frühen Endosomen zu den Rab7-positiven späten Endosomen verzögert werden. Auf der anderen Seite wird versucht, die Weitergabe von intrazellulären RTKs an Rab11-enthaltende Recycling-Endosomen zu erhöhen. Somit können die Wachstumsfaktor-Rezeptoren in einer Zelle wiederverwendet werden und stehen auch für mögliche pharmakologische Behandlungen mit Agonisten wieder zur Verfügung (Abb. 3.3).

Die Möglichkeit, neurotrophisch wirksame Moleküle künstlich (gentechnisch) in großer Menge herstellen zu können, war eine Triebfeder für die in den 1980er Jahren aufstrebende biotechnologische Industrie, Wachstumsfaktoren bei Patienten mit der Parkinson- oder Alzheimer-Krankheit einzusetzen. Leider blieben praktisch alle diese Behandlungsversuche ohne Erfolg. Es war insbesondere noch nicht bekannt, in welcher Dosierung und auf welche Art diese Faktoren genau appliziert werden müssen. Man wusste damals auch noch nicht, ob die Faktoren nach intravenöser Gabe, also in das Blut hinein, überhaupt durch die Blut-Hirn-Schranke in ausreichender Menge in das Hirngewebe gelangen würden. Leider war das in der Regel eben nicht der Fall.

Weiterhin fehlten Untersuchungen zur Frage, welche Wirkungen durch einen bestimmten Faktor in den verschiedenen Hirnarealen nun genau auftreten. Vermutlich hätte man sie höher dosieren oder stereotaktisch (also mittels einer Sonde) direkt in spezielle Gehirnregionen hinein injizieren müssen. Bei Gabe in das Blut oder auch in das Nervenwasser (Liquor) werden Proteine rasch verdünnt und normalerweise innerhalb von Stunden bis Tagen ab-

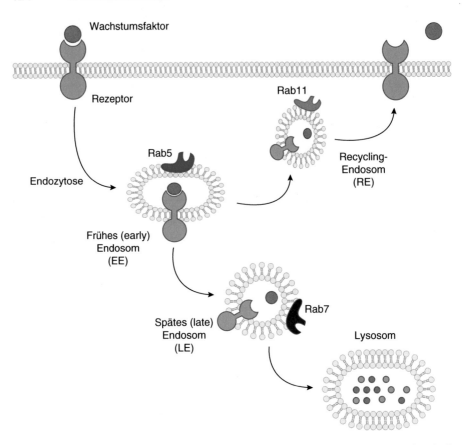

Abb. 3.3 Frühe und späte Endosomen lassen sich durch membranständige Marker (Rab GTPasen) unterscheiden (Rab5 in der Membran früher, Rab7 in späten Endosomen). Wenn die Endosomen zurück zur Zelloberfläche gelangen und dort wieder mit der Plasmamembran verschmelzen, werden sie als Recycling-Endosomen bezeichnet. Frühe Endosomen sind solche, die sich gleich nach der Endozytose im Bereich der Plasmamembran bilden. An den Membranen der späten Endosomen können durch Einstülpung (Invagination) intraluminale Vesikel entstehen. Endosomen, die kleinere Endosomen enthalten, werden multivesikuläre Körperchen (MVBs) genannt (s. auch Abb. 2.3)

gebaut. Selbst bei Injektion hoher Konzentrationen würden die Faktoren daher durch Eiweiß-spaltende Enzyme (Peptidasen oder Proteasen) inaktiviert, die im Serum und im Liquor zirkulieren. Auch wird bis heute diskutiert, ob Nervenzellen im Gehirn des älteren Menschen überhaupt ausreichende Mengen intakter Rezeptoren (z. B. RTKs) für die neurotrophen Faktoren an ihrer Oberfläche tragen. Die Wachstumsfaktoren haben daher außerhalb von Studien noch keinen Eingang in die Therapie der Alzheimer- und Parkinson-Krankheit gefunden.

In Bezug auf den Morbus Parkinson wurde insbesondere ein möglicher Einsatz des *Glia-Derived-Neurotrophic-Factor* (GDNF) geprüft. GDNF fördert das Überleben und die Reifung dopaminerger Neurone, konnte aber die ersten klinischen Studien auch nicht erfolgreich überstehen. In neueren Ansätzen wird versucht, GDNF mittels Gentherapie in das Gehirn einzubringen. Andere Therapieversuche mit neurotrophen Faktoren wurden in den letzten Jahren ebenfalls bei Parkinson-Patienten initiiert, z. B. mit *Cerebral Dopamine Neurotrophic Factor* (CDNF). CDNF ist experimentell gut wirksam, obwohl es nicht an Oberflächenrezeptoren bindet, sondern seine Wirkung offenbar im intrazellulär gelegenen endoplasmatischen Retikulum (ER) entfaltet und den ER-Stress in Nervenzellen positiv beeinflussen kann. In diesem Zusammenhang ist auch die Hemmung der integrierten zellulären Stress-Antwort (*integrated stress response*, ISR) von therapeutischem Interesse, denn die Reduktion der neuronalen Proteinsynthese im Rahmen der zellulären Stress-Antwort fördert die neuronale Degeneration.

3.1.4 Therapie mit Antisense-Oligonukleotiden

Pathologische Eiweiße, beispielsweise mutiertes α-Synuklein, können von Antikörpern erkannt und durch das Immunsystem eliminiert werden. Eine alternative Idee wäre, die endogene Expression, also die Synthese dieser Proteine zu vermindern oder komplett zu unterdrücken. Bei Kindern mit spinaler Muskelatrophie wurde in jüngster Zeit zum ersten Mal eine Therapie mit *Antisense-Oligonukleotiden* (ASOs) zugelassen (SPINRAZA, Biogen). Weitere klinische Studien mit vielversprechenden ASOs sind bei Patienten mit Morbus Huntington, amyotropher Lateralsklerose und auch bei der Parkinson-Krankheit schon gestartet worden.

Bei ASOs handelt es sich um synthetisch hergestellte, 16–22 Basen lange DNA-Moleküle als Einzelstrang (die DNA im Zellkern liegt doppelsträngig vor). Sie binden selektiv an die mRNA durch komplementäre Basenpaarung und verhindern damit die Bildung des entsprechenden Proteins an den Ribosomen (Abb. 3.4). ASOs aktivieren auch bestimmte RNA-spaltende Enzyme (RNAsen) oder blockieren die initialen mRNA-Triplets (das Startcodon), an dem die Synthese des Proteins beginnt. Daneben können sie die Verarbeitung der Vorläufer-mRNAs (Prä-mRNAs) im Zellkern stören und damit das oben erwähnte RNA-Splicing.

ASOs sind schon lange in experimenteller Verwendung, besonders in der Zellkultur. Ihr rascher Abbau durch zelluläre Nukleasen verhinderte bisher einen Einsatz beim Menschen. Aufgrund verschiedener chemischer Modifikationen konnte man aber ihre Halbwertszeit erheblich verlängern und erste therapeutische Erfolge erzielen. Zu diesen Modifikationen gehören die Phosphor-Thio- und die 20-O-methoxyethyl (20-MOE)-Zucker-

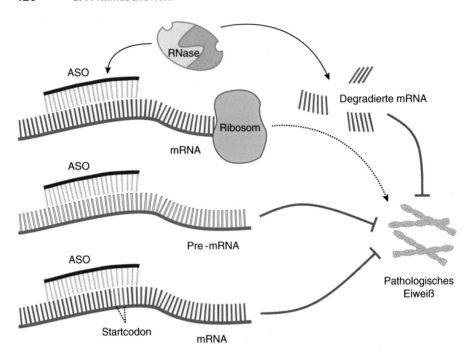

Abb. 3.4 Reduktion pathologischer Eiweiße durch Behandlung mit Antisense-Oligonukleotiden (ASOs). Sie binden an komplementäre mRNA bzw. Vorläufer von mRNAs (Pre-mRNAs) und führen zum Abbau der mRNA durch RNasen, so dass keine Matrizen mehr für das Ribosom zur Verfügung stehen. Letzteres stellt normalerweise das Zielprotein auf Basis der Matrizen-Sequenz her (gestrichelter Pfeil). Die Bindung der ASOs an die Pre-mRNA verhindert deren Prozessierung zu reifer mRNA und damit auch die Proteinsynthese. Die Überlagerung des ASO mit dem Startcodon, an dem das Ribosom die Herstellung des Eiweiß initiieren würde, lässt ebenso keine Protein-produktion am Ribosom zu, so dass die Menge des gebildeten Proteins sinkt

Modifikationen der DNA, die ASOs wasserlöslicher und resistenter gegen-über spaltenden Enzymen (Exonucleasen) machen.

Prinzipiell könnten aber auch die *small interfering RNAs* (siRNAs) ver-wendet werden, um die Proteinsynthese zu blockieren. Bei diesen handelt es sich um kurze, nur etwa 20-25 Basen lange RNAs, die analog zu den ASOs mit der mRNA eine komplementäre Bindung eingehen und damit ver-hindern, dass das entsprechende Protein hergestellt wird. Im Gegensatz zu siRNAs werden ASOs aber leichter von Nervenzellen aufgenommen und zei-gen eher dosis-abhängige und umkehrbare, also reversible Effekte. Weiterhin nutzen sie nicht in gleicher Weise wie siRNAs die RNA-verarbeitenden Mechanismen des zellulären Stoffwechsels. Eine ASO-Therapie ist daher we-niger anfällig für Nebenwirkungen. Ein Nachteil der ASOs ist allerdings, dass sie häufiger gegeben werden müssen, da sie eine kürzere Halbwertszeit als die siRNAs haben. Möglicherweise könnten hier implantierbare Pumpen helfen, aber auch virale Vektoren (Genfähren) wären eine Möglichkeit, ASOs über einen längeren Zeitraum von Nervenzellen herstellen zu lassen.

ASOs wurden beispielsweise gegen die *Leucine-Rich Repeat Kinase 2* (LRRK2) entwickelt. Hierbei handelt es sich um ein Enzym, das in mutierter Form den meisten vererbbaren Formen der Parkinson-Krankheit zugrunde liegt. Es finden sich zumeist *gain-of-function*-Mutationen von LRRK2, d. h. die Aktivität des Enzyms wird durch die Mutation nicht vermindert, sondern erhöht. Möglicherweise hemmt LRRK2 normalerweise die Autophagie und trägt damit zu einer intrazellulären Anreicherung von Eiweißen bei. Da seine Kinase-Domäne für Medikamente relativ gut erreichbar ist, sind entsprechende Kinase-Inhibitoren in Vorbereitung (z.B. GNE-7915). Leider ruft GNE-7915 unerwünschte Nebenwirkungen in verschiedenen Organen hervor. LRKK2-ASOs wären daher vorteilhaft, da sie direkt appliziert werden könnten. Zur Testung eines solchen Einsatzes wurden in Tierexperimenten durch Gabe von fibrillärem α-Synuklein in das Striatum von Mäusen eine Degeneration der Substantia nigra und damit ein Parkinson-ähnliches Krankheitsbild erzeugt. Nach Einspritzen der LRRK2-ASOs direkt in das Gehirn der Mäuse waren die Kinase-Spiegel und die α-Synuklein-Aggregate signifikant vermindert. Viele Neurone im Mittelhirn konnten auf diese Art gerettet und die Ausfälle in der Motorik der Tiere reduziert werden. Diese Resultate sind sehr interessant und geben vielen Patienten Hoffnung, da die Interferenz mit LRRK2 auch bei sporadischem, nicht durch eine bekannte Mutation ausgelöstem Morbus Parkinson wirksam sein sollte. Wie immer bei solchen präklinischen Studien, muss aber eine unabhängige Wiederholung im Tierversuch und eine Verträglichkeitsprüfung beim Menschen erfolgen, bevor Parkinson-Patienten mit LRRK2-ASOs in klinischen Studien behandelt werden können. Die Firma Biogen hat eine solche im August 2019 gestartet (https://clinicaltrials.gov/ct2/show/ NCT03976349).

Besonders vielversprechend erscheint die Ausschaltung eines RNA-bindenden Proteins (PTB) zu sein, das nach Abschluss der Neurogenese während der Entwicklung herunterreguliert wird. PTB verhindert, dass sich in Vorläuferzellen eine neuronale Morphologie entwickelt und typisch neuronale Proteine wie Neuron-spezifisches Tubulin III (Tuj1) oder das dendritische MAP2 hergestellt werden. Die Injektion von ASOs gegen PTB in den Bereich der Substantia nigra führt im Tiermodell zur Umwandlung von Astrozyten in dopaminerge Neurone, deren Axone in das Striatum von Parkinson-kranken Mäusen auswachsen und dort Dopamin tatsächlich freisetzen können. Interessanterweise wurden mit dieser Methode auch die motorischen Defizite der Versuchstiere korrigiert, so dass hier möglicherweise nicht nur eine neue Parkinson-Therapie, sondern eine vielversprechende Strategie zur Neubildung von Nervenzellen im alternden Gehirn erstmalig beschrieben wurde.

3.1.5 Alpha-Synuklein-Aggregationshemmer und spezifische Immuntherapie

Wie im vorhergehenden Kapitel ausgeführt, kann α-Synuklein im Gehirn von einer Zelle zur anderen weitergegeben werden. Es müsste also möglich sein, extrazelluläres α-Synuklein durch Antikörper zu binden, so dass es von der Mikroglia oder Zellen unseres allgemeinen Immunsystems erkannt und abgeräumt wird. Auf der Basis dieser Idee wurden sowohl für α-Synuklein als auch für das Alzheimer-Amyloid (s. Abschn. 3.2.4) Impfungen mit entsprechenden Peptiden in Sinne einer aktiven Immunisierung entwickelt. Andererseits wurden auch humanisierte, d. h. für den Menschen geeignete Antikörper gespritzt (passive Immunisierung). Ein möglicher Erfolg dieser Ansätze wird laufend in klinischen Studien überprüft. Weiterhin werden Substanzen getestet, die die Aggregation von α-Synuklein reduzieren könnten (z.B. NPT200-11). In Mäusen, die zuviel α-Synuklein herstellen und dadurch eine Parkinson-ähnliche Symptomatik entwickeln, wurden auch schon therapeutische Effekte von NPT200-11 nachgewiesen.

Verschiedene niedrig-molekulare Substanzen (NPT200-11, CLR01, SC-D, ZPD-2) können mit α-Synuklein interagieren und reduzieren in der Zellkultur, aber auch in Tierversuchen seine neurotoxischen Effekte. Das ist vermutlich durch Verhinderung der Bildung von Oligomeren oder durch Auflösung schon existierender Fibrillen zu erklären. SC-D und ZPD-2 sind daneben auch in der Lage, die Aggregation von α-Synuklein-Mutanten, die eine frühe Parkinson-Form auslösen (H50Q, A30P), zu verhindern. Keine dieser auch als α-Synuklein-Stabilisatoren bezeichneten Moleküle hat aber bisher den Sprung in die Klinik geschafft.

3.1.6 Stammzell-Therapie

Vor dem Hintergrund, dass beim Morbus Parkinson eine gut umschriebene Population dopaminerger Neurone im Mittelhirn zugrunde geht, haben sich große Hoffnungen auf die eingangs erläuterte Zellersatz-Therapie gerichtet.

Schon in den 1990er Jahren begannen Forscher damit, Vorläuferzellen aus fetalem humanem Mittelhirn in die Basalganglien, insbesondere in das Striatum, zu transplantieren. In einigen jüngeren Parkinson-Kranken waren Verbesserungen der Symptomatik danach tatsächlich nachweisbar, aber die meisten Patienten profitierten von diesem Ansatz leider nicht in doppel-blind kontrollierten Studien (Arzt und Patient wussten nicht, ob in den zur Injektion verwendeten Spritzen Stammzellen waren oder nicht). Außerdem begann eine intensive Diskussion über die ethischen und praktischen Probleme durch die Verwendung von abgetriebenen Feten zur Gewinnung von Stammzellen. Es wurde daher verstärkt nach alternativen Quellen von transplantierbaren Zellen gesucht. Daher sind heute die oben angesprochenen humanen pluripotenten Stammzellen verfügbar, die in der Zellkultur in Dopamin herstellende Neurone umgewandelt werden und auch schon in ersten klinischen Studien eingesetzt wurden (http://www.gforce-pd.com/).

Stammzellen können also entweder aus Embryonen entnommen oder aus adulten Zellen durch Rückprogrammierung gewonnen werden (humane induzierte pluripotente Stammzellen, hiPSZ, Abb. 3.1). Durch die Verwendung von Inhibitoren des TGF/SMAD-Signalweges läßt sich heute verlässlich eine fast unbegrenzte Zahl typischer Dopamin produzierender Neurone herstellen. Werden diese in die Substantia nigra von Affen transplantiert, sind die neuen Neurone in der Lage, axonale Projektionen in das Striatum zu bilden, dort Dopamin freizusetzen und die Motorik positiv zu beeinflussen.

Bestimmte Risiken dieses Ansatzes für den Menschen sind dennoch vorhanden. Es kann nämlich nicht ausgeschlossen werden, dass transplantierte Zellen sich im Gehirn weiter teilen und dadurch Tumore oder Teratome, d. h. aus Stammzellen hervorgegangene Mischgewebe, bilden. Auch ist ihre mögliche Abstoßung durch das menschliche Immunsystem noch nicht ausreichend erforscht, denn bei einer Operation wird die Blut-Hirn-Schranke durchbrochen und immunkompetente Zellen könnten Zugang zum Transplantat erhalten. Dieses Problem ließe sich durch die Verwendung von HLA-kompatiblen hiPSZ-Spendern umgehen (analog zur Knochenmarkstransplantation). Schließlich sind eine Reihe von Symptomen, die mit der Reduktion anderer Transmitter bei Parkinson-Kranken in Verbindung gebracht werden (z. B. Demenz, Gewichtsverlust, Riech- und Sprechstörungen), durch das Einbringen von hiPSZ in die Basalganglien nicht therapierbar.

Ein weiterer wichtiger Aspekt der Therapie mit den aus Stammzellen gewonnenen Neuronen betrifft den genauen Mechanismus ihrer Wirkung. Sind die in experimentellen Studien gefundenen positiven Effekte wirklich auf die

Integration dieser Zellen in bestehende neuronale Netzwerke zurückzuführen? Oder ist möglicherweise die Freisetzung von Dopamin oder von Wachstumsfaktoren aus den transplantierten Zellen ausreichend, um die gewünschten Effekte hervorzurufen? Zur Beantwortung dieser Fragen wurden mehrere experimentelle Studien durchgeführt, die hier kurz zusammengefasst werden sollen.

In Tierversuchen mit fetalen Mittelhirnzellen wurden synaptische Kontakte sowohl von transplantierten Zellen zu striatalen Neuronen des Empfängers als auch umgekehrt von Empfänger-Neuronen zum Transplantat beobachtet. Solche Synapsen wurden auch nach Transplantation zwischen Nervenzellen des Empfängers und den aus hPSZ hervorgegangenen dopaminergen Neuronen nachgewiesen. Die Kontaktstellen traten 1–2 Monate nach der Transplantation erstmals auf und waren für mindestens 6 Monate nachweisbar. Wir müssen also davon ausgehen, dass Stammzellen im Gehirn in Neurone differenzieren können und grundsätzlich zur Integration in neuronale Netze befähigt sind.

In Tierexperimenten kann weiterhin durch optogenetische Stimulation mit Licht-Impulsen die neuronale Aktivität transplantierter Zellen an- und ausgeschaltet werden. Da durch diesen technischen Trick auch die motorische Symptomatik der Tiere auf die erwartete Art beeinflusst wird, kann davon ausgegangen werden, dass hiPSZ in bestehende motorische Netzwerke eingebaut werden und die Funktion der degenerierten dopaminergen Hirnstamm-Neurone übernehmen.

3.1.7 Andere kausale Therapieansätze

Auf der Suche nach Krankheits-modifizierenden Therapien des Morbus Parkinson wurden in den vergangenen Jahren Pharmaka aus dem Bereich der lysosomalen Speicherkrankheiten in den Fokus genommen. Letztere gehen ja oft mit einer Neurodegeneration einher und eine Verbesserung des endosomal-lysosomalen Transport-Systems könnte durch neuartige Therapien eine kausale Behandlung ermöglichen. Andere Therapieversuche mit Kalzium-Kanal-Blockern, Anti-Oxidantien wie Coenzym Q10 oder Zonisamid, das die GSH-Spiegel in Astrozyten erhöhen kann, oder auch eine verbesserte Versorgung der Neurone mit ATP (z.B. über Kreatinphosphat) konnten in klinischen Studien bisher leider nicht überzeugen. Auch für Veränderungen in unseren Ernährungsgewohnheiten gibt es keine ausreichenden Wirksamkeitsnachweise. So wurden Empfehlungen in Richtung einer ketogenen Diät mit einer gesteigerten Aufnahme mittelkettiger Fettsäuren oder auch eine vermehrte Zufuhr anti-oxidativer und anti-entzündlicher Substanzen, wie Kokosöle, Kurkumine, Vitamine oder Flavonoide, vorgeschlagen. Bisher war in kontrollierten Studien leider keiner dieser Ansätze erfolgreich.

Auf den Punkt gebracht

- Neurotrophe Faktoren und Peptide werden seit vielen Jahren in Hinblick auf eine mögliche Förderung des Überlebens alternder und kranker Neurone untersucht.
- Diese Moleküle aktivieren Rezeptor-Tyrosin-Kinasen oder G-Protein-gekoppelte Rezeptoren, die über definierte Signaltransduktionswege den neuronalen Zelltod verzögern oder verhindern können.
- Pathologisches α-Synuklein wird durch Antikörper erkannt und vom Immunsystem eliminiert. Daher werden Impfungen gegen dieses Protein getestet.
- Außerdem lassen sich Krankheits-assoziierte Eiweiße durch Antisense-Oligonukleotide (ASOs) oder small interfering RNA oligonucleotides (siRNAs) reduzieren. Diese befinden sich in klinischen Studien.
- Mögliche Kandidaten für eine solche Therapie wären bei Parkinson-Patienten z. B. die Leucine-Rich Repeat Kinase 2 (LRRK2) oder ein RNA-bindendes Protein (PTB), dessen Verminderung aus Astrozyten im Mittelhirn Nervenzellen entstehen lässt, die in das Striatum projizieren und dort Dopamin abgeben.
- Stammzellen können aus Embryonen entnommen oder aus adulten Zellen durch Rück-Programmierung gewonnen werden. Sie sind pluripotent und induzierbar.
- Nach Konversion in Neurone und Transplantation in das Striatum oder in die Substantia nigra setzen diese Zellen Dopamin und Wachstumsfaktoren frei. Sie bauen sich teils auch in bestehende neuronale Netzwerke ein und beeinflussen die Motorik in Tiermodellen des Morbus Parkinson positiv.

3.2 Demenz und Morbus Alzheimer

Bis heute gibt es keine überzeugende Therapie der Demenz, obwohl manche Medikamente, die die Wirkung von Transmittern wie Acetylcholin oder Glutamat verstärken, zu einer vorübergehenden Verbesserung der Symptome führen können. Leider haben auch die Immunisierungsversuche gegen Aβ-Peptide in klinischen Studien nicht die gewünschten Effekte gezeigt, obwohl sie in Tiermodellen schon erfolgreich waren. Weder wird die Alzheimer-Krankheit durch eine gegen Amyloid gerichtete Therapie verlangsamt, noch wird sie aufgehalten.

Wir müssen daher davon ausgehen, dass die Aβ-Pathologie nicht die entscheidende oder gar alleinige Ursache für den Untergang von Nervenzellen und den damit einhergehenden geistigen Abbau beim Alzheimer darstellt.

Vielmehr scheint es ein Zusammenspiel mehrerer Faktoren zu sein: Tau-Fibrillen, Gliose (Astrozytose), Toxizität durch freie Radikale und Durchblutungsstörungen werden gemeinsam für die Entstehung der Erkrankung verantwortlich sein. Damit ist auch wahrscheinlich, dass eine erfolgreiche Behandlung gegen mehrere dieser Faktoren gerichtet sein muss. Vermutlich werden im Rahmen einer solchen Kombinationstherapie auch die kognitiven Verstärker (*cognitive enhancers*) eine Rolle spielen. Hierbei handelt es sich um Substanzen, die mehrere Transmittersysteme beeinflussen, indem sie beispielsweise einen postsynaptischen Serotonin-Rezeptor (5-HT-6 oder 5-HT-3) blockieren.

3.2.1 Cholinergica

Wie im vorangegangenen Kapitel besprochen, ist der Morbus Alzheimer in Bezug auf den Transmitter-Stoffwechsel primär durch einen Mangel an Acetylcholin charakterisiert, einem wichtigen Botenstoff, der insbesondere im Neocortex schon im Frühstadium der Krankheit reduziert ist (Abb. 2.15). Der Cortex wird durch cholinerge Neurone, die im basalen Vorderhirn liegen, versorgt. Bei Alzheimer-Patienten sind die Acetylcholin herstellenden Enzyme (Cholin-Acetyl-Transferasen) oder abbauenden Enzyme (Cholin-Acetyl-Esterasen) im Gehirn nur noch vermindert nachweisbar. Die noch verbliebene Esterase-Aktivität kann pharmakologisch gehemmt werden. Bei den Esterase-Inhibitoren handelt es sich also um Medikamente, die den Abbau von Acetylcholin im Gehirn verzögern und damit die Konzentration dieses Botenstoffes an den synaptischen Kontakten erhöhen. Substanzen, die irreversibel an das aktive Zentrum der Acetylcholinesterase binden, sind schon in sehr geringen Mengen toxisch und werden als chemische Kampfstoffe verwendet (z. B. Tabun, Sarin oder Nowitschok).

Die reversiblen Cholinesterase-Hemmer Donepezil oder Galantamin werden bei der leichten bis mittelschweren Alzheimer-Demenz verschrieben. Das aus Schneeglöckchen isolierte Galantamin kann daneben auch an nikotinische Acetylcholinrezeptoren binden und dadurch deren Empfindlichkeit verstärken. Es lassen sich bei beiden Substanzen Verbesserungen kognitiver Funktionen nachweisen. Diese sind aber nur vorübergehend und für eine spürbare Verbesserung der Lebensqualität bei den meisten Patienten zu schwach. Obwohl in mehreren Studien ein statistisch signifikanter Effekt nachweisbar war und die Esterase-Inhibitoren daher „evidenzbasiert" zugelassen wurden, ist ihre Wirkung überschaubar. Dabei handelt es sich um ein generelles Problem in der Verschreibung von manchen Medikamenten, die in kontrollierten Studien mit Tausenden von Patienten zwar statistisch signifikante Effekte zeigen, aber im Verhältnis zu Nebenwirkungen und Kosten keine ausreichend große und langfristige Wirkung haben, um einen flächenmäßigen Einsatz zu rechtfertigen.

In anderen therapeutischen Ansätzen wurde versucht, die Erhöhung der Acetylcholin-Spiegel im Gehirn durch Steigerung der Synthese von Acetyl-CoA und Cholin zu erreichen. Weiterhin könnte die Cholin-Wiederaufnahme in die Nervenzelle stimuliert werden. Außerdem lässt sich experimentell die Freisetzung von Acetylcholin an der Synapse oder die Empfindlichkeit der postsynaptischen Bindungsstellen, d. h. der nikotinischen oder muskarinischen Rezeptoren, fördern. Bisher haben diese Strategien aber noch keinen Eingang in die Behandlung von Alzheimer-Kranken gefunden.

Neben der Verbesserung des cholinergen Systems kann medikamentös auch auf andere Transmitter Einfluss genommen werden, um beispielsweise die Effekte von Dopamin oder Serotonin zu verstärken. Damit sollen insbesondere die neben dem Gedächtnisverlust auftretenden neuropsychologischen Symptome behandelt werden, denen vermutlich ein Mangel an biogenen Aminen zugrunde liegt. Schließlich kann die neuronale Übererregung durch Glutamat, das von degenerierenden Neuronen in großen Mengen freigesetzt wird, mit NMDA-Rezeptor-Antagonisten (Memantin) behandelt werden.

In den folgenden Abschnitten sollen die noch nicht für Alzheimer-Patienten verfügbaren Therapien, die sich im experimentellen Stadium oder in klinischen Studien befinden, vorgestellt werden.

3.2.2 Therapie mit Sekretase-Inhibitoren

Einen wichtigen Angriffspunkt stellt die oben beschriebene Prozessierung des Amyloid-Vorläufer-Proteins APP durch membranständige Enzyme dar (s. Abb. 2.17). Die γ-Sekretase produziert Aβ-Peptide und kann durch Gamma-Sekretase-Inhibitoren (GSIs) in ihrer Aktivität eingeschränkt werden. GSIs führen zu einer Abnahme pathologischer Peptide, durch die Amyloid-Plaques im Wesentlichen gebildet werden. Die γ-Sekretase ist aber auch für die Zelldifferenzierung über den hochrelevanten Notch-Signalweg unentbehrlich. Eine komplette systemische Blockade dieses Enzyms verbietet sich daher.

Auch mit Inhibitoren gegen β-Sekretase (BACE1) sind erhebliche Nebenwirkungen zu beobachten, die in diesem Fall durch die Unspezifität der Inhibitoren zu erklären sind, da auch hier andere, für den Zellstoffwechsel wichtige Proteasen mit gehemmt werden. Daneben hat BACE1 wichtige Funktionen im Gehirn, z. B. bei der Myelinisierung von Axonen und bei der

Aufrechterhaltung neuronaler Netzwerke. Das Enzym ist beteiligt an der Bildung dendritischer Dornen, auf denen sich Synapsen befinden, die für die Gedächtnisbildung entscheidend sind. Von BACE1-Inhibitoren hat man daher wieder Abstand genommen.

Als besonders vielversprechend gilt die Entwicklung von γ-Sekretase-Modulatoren (GSMs), die die Spiegel pathologischer Aβ42/43-Peptide absenken können, aber weniger unerwünschte Wirkungen entfalten. Möglicherweise können GSMs frühzeitig bei Patienten mit autosomal-dominant vererbten Presenilin-Mutationen eingesetzt werden. Erste klinische Studien waren bisher leider enttäuschend, die Forschung dauert aber an.

3.2.3 Therapie mit neurotrophen Faktoren

Im vorangehenden Abschnitt wurde die generelle Bedeutung von Wachstumsfaktoren für die Behandlung von neurodegenerativen Erkrankungen besprochen. Vom Nervenwachstumsfaktor (NGF) war schon früh bekannt, dass er nicht nur periphere Neurone am Leben erhält, sondern auch zentrale, im Gehirn lokalisierte Nervenzellen, z. B. im Nucleus basalis (dem cholinergen Kerngebiet im ventralen Vorderhirn). Diese insbesondere bei der Alzheimer-Krankheit früh betroffenen Nervenzellen können im Tierversuch nach Durchtrennung ihrer Axone mit NGF gerettet werden.

Alle Neurotrophine, aber auch die oben besprochenen IGFs, FGFs oder einige der *Bone Morphogenetic Proteins* (BMPs), wirken im ausgereiften Gehirn insbesondere über eine vermehrte Aktivierung von PI3K/AKT-abhängigen Signalwegen in den die jeweiligen Rezeptoren tragenden Nervenzellen (Abb. 3.2). Damit können sie beispielsweise einer erhöhten p38-Aktivität entgegensteuern, die zur neuronalen Apoptose führt. Da AKT außerdem die Aktivität des für die Tau-Phosphorylierung wichtigen Enzyms GSK3β hemmt, bremsen neurotrophe Faktoren auch die gefürchtete Hyperphosphorylierung von Tau. Die im zweiten Kapitel diskutierten Aβ-Oligomere führen zu einer erhöhten Aktivierung von GSK3β, was wiederum eine Öffnung von Glutamat-Rezeptoren, den NMDA-Ionenkanälen, zur Folge hat. So strömen vermehrt Kationen in Axone und Synapsen ein und stören damit die synaptische Transmission. Auch hier bietet sich daher eine Behandlung mit neurotrophen Faktoren an. Weiterhin ist in Zellkultur-Modellen des Morbus Alzheimer beobachtet worden, dass Proteinkinase C (PKC), Jun-Kinase (JNK) und Wnt/β-Catenin abhängige Signalwege nur noch vermindert aktiv sind, was zu synaptischen Fehlregulationen beiträgt.

Von den neurotrophen Faktoren zeigt insbesondere der basische Fibroblasten-Wachstumsfaktor positive Effekte in einem Maus-Modell der

Alzheimer-Krankheit. Die subkutane Verabreichung von FGF2 schwächte die Defizite im räumlichen Gedächtnis der Tiere ab und reduzierte die Aggregation von Aβ und Tau. Gleichzeitig war eine verminderte Aktivität von BACE1 nachweisbar, so dass weniger Aβ-Peptide durch Sekretase-Aktivität gebildet wurden. Da FGF2 im Gehirn von Alzheimer-Patienten nur noch in geringen Mengen hergestellt wird, wäre eine künftige Behandlung mit diesem Faktor vermutlich vielversprechend.

Um die oben genannten Probleme einer Behandlung mit Wachstumsfaktoren, d. h. ihr schneller Abbau und die geringe Penetration durch die Blut-Hirn-Schranke, zu vermeiden, wurden kurze, nur 20–40 Aminosäuren lange Peptide entwickelt, die die Blut-Hirn-Schranke leichter überwinden können als große Proteine. Diese Peptide aktivieren – ebenso wie die natürlich vorkommenden größeren Proteine – die entsprechenden Rezeptoren (RTKs) und stimulieren damit die neurotrophen intrazellulären Signalwege. Weiterhin wären auch nicht-peptiderge und damit oft auch Blut-Hirn-Schranken gängige Rezeptor-Agonisten von Interesse. Bisher finden sich diese Ansätze alle noch im experimentellen Stadium. Es ist auch nicht klar, ob die RTKs in der Membran alternder Neurone genauso wirksam Signale weiterleiten können wie im jungen Gehirn. Daher planen manche Laboratorien in ihren Versuchen eher, das Vorkommen von funktionsfähigen RTKs in alternden Neuronen zu erhöhen, z. B. durch eine Hemmung ihres Abbaus oder Förderung des Rezeptor-Recyclings.

In diesem Zusammenhang sollte auch auf mögliche Effekte von Wachstumsfaktoren auf Gliazellen hingewiesen werden. Insbesondere Astrozyten zeigen atrophische Veränderungen im Rahmen neurodegenerativer Erkrankungen. Sie besitzen, genauso wie Nervenzellen, Rezeptoren für Neurotrophine und FGFs. Diese Faktoren, aber interessanterweise auch körperliche Aktivität oder eine anregende Umgebung, stimulieren Astrozyten im Gehirn. Sie zeigen eine höhere morphologische Komplexität mit längeren zellulären Fortsätzen. Daneben wird ihre Beteiligung bei der Transmitter-Homöostase verbessert und die Liquor-Drainage über das glymphatische System gefördert, indem die Astroglia vermehrt Wasserkanäle (Aquaporin 4) in ihre gefäßnahen Fortsätze hinein transportiert.

3.2.4 Immuntherapie

In den vergangenen Jahren wurde eine Vielzahl von Antikörpern gegen Aβ-Peptide entwickelt, die als APP-Spaltprodukte wesentlich für den Aufbau der Alzheimer-Plaques verantwortlich sind. Manche der gegen Aβ gerichteten Antikörper wurden interessanterweise zuerst in gesunden Menschen entdeckt, die auch in hohem Alter noch keine Alzheimer-Demenz entwickelten. Sie waren also intrinsisch immunisiert, ohne jemals geimpft worden zu sein. Diese Antikörper wurden genauer analysiert und für Therapieversuche am Menschen hergestellt. Daneben wurden auch nicht-immunologisch wirksame Substanzen gegen Aβ-Monomere, Oligomere oder Amyloid-Aggregate in klinischen Studien getestet.

Weiterhin ist das Aβ-*Clearing*, also der pharmakologisch stimulierte Abtransport von Aβ über das hirneigene Gefäß- und Liquorsystem, im Fokus der Forscher. Einige dieser Ansätze zeigen in den jeder klinischen Studie vorausgehenden Tierversuchen teilweise gute Wirksamkeit, d. h. sie führen zur Reduktion von Aβ-Oligomeren und zur Auflösung von Amyloid-Plaques. Leider waren aber auch die klinischen Studien mit diesen neuen Wirkstoffkandidaten erfolglos. Offenbar sind die neuropathologischen Veränderungen, darunter der Verlust von synaptischen Kontakten zwischen den Nervenzellen und die starke Vermehrung der Gliazellen (Astrozytose), schon zu weit fortgeschritten, um sie aufhalten oder gar rückgängig machen zu können.

Trotz dieser deprimierenden Ergebnisse wurde bei wiederholter Analyse der Daten aber festgestellt, dass nach Gabe bestimmter Antikörper, die speziell gegen Aβ-Oligomere und gegen kleinere Protein-Aggregate gerichtet sind, in relativ hoher Dosierung Verbesserungen der Gedächtnisfunktion auftraten. Das scheint insbesondere bei der frühen Alzheimer-Demenz der Fall zu sein. Möglicherweise verlangsamen Antikörper wie Aducanumab (in den USA jetzt zugelassen) oder auch Lecanemab (BAN2401) in höheren Konzentrationen also doch den kognitiven Abbau und vermindern die Menge an senilen Plaques. Es sieht daher so aus, dass tatsächlich die Vorstufen der Amyloid-Aggregate, die noch löslichen Aβ-Oligomere, für die neuronale Degeneration verantwortlich sind. Dabei ist auch zu berücksichtigen, dass nach intravenöser Gabe von Antikörpern, d. h. von Immunglobulinen, nur geringe Mengen tatsächlich das Gehirn erreichen (etwa 0,1 % bei intakter Blut-Hirn-Schranke). Allerdings sollte unter pathologischen Umständen und bei inflammatorischer Beteiligung die Antikörper-Aufnahme durch eine eingeschränkte Schrankenfunktion des Endothels gesteigert sein.

Weiterhin werden klinische Studien mit Antikörpern durchgeführt, die gegen intrazelluläre Tau-Aggregate gerichtet sind und mittels Fc-Rezeptoren von Neuronen aufgenommen werden können. Hierbei handelt es sich also um eine passive Immunisierung. Es werden aber auch aktive Immunisierungen gegen Tau durchgeführt, um eine endogene Antwort gegen pathologisches Tau im Patienten hervorzurufen. Weiterhin könnten Ansätze hilfreich sein, die frühzeitig die Weitergabe von pathologischen Tau-Formen aus dem Hirnstamm in das Endhirn blockieren, so dass eine kortikale Degeneration gar nicht erst auftritt. Daneben werden Inhibitoren der Tau-Aggregation am

Menschen getestet. Diese Strategien könnten schon deshalb wirksamer sein als eine Aβ-Immuntherapie, da die Bildung von Tau-Fibrillen mit der klinischen Symptomatik gut korreliert und auch bei anderen Tau-assoziierten neurodegenerativen Erkrankungen, wie z. B. bei der fronto-temporalen Demenz, einsetzbar wären. Schließlich laufen derzeit Therapieversuche mit kleineren Molekülen, die als Inhibitoren gegen Tau-Modifikationen (Acetylierung, Phosphorylierung) oder auch als Mikrotubulus-Stabilisatoren eingesetzt werden könnten.

3.2.5 Stammzell-Therapie

Mögliche Stammzell-Therapie werden – wie beim Morbus Parkinson – auch im Rahmen der Alzheimer-Krankheit diskutiert. Heute wissen wir, dass im Hippocampus, in der bei vielen Alzheimer-Patienten besonders betroffenen Struktur im Schläfenlappen des Gehirns, neue Nervenzellen gebildet werden können. Die hippocampale Neurogenese ist während der Entwicklung bis in das Kindes- und Jugendalter hinein in dieser Region noch vorhanden, geht dann aber im Laufe des Lebens immer weiter zurück. Trotzdem lassen sich sogar bei 90jährigen Menschen, interessanterweise aber nicht bei Alzheimer-Kranken, noch ganz wenige neu gebildete Nervenzellen im Gyrus dentatus nachweisen. Möglicherweise kann daher diese vereinzelt noch stattfindende Neurogenese im Alter durch Gabe von Wachstumsfaktoren stimuliert werden.

In diesem Zusammenhang ist wieder der schon angesprochene basische Fibroblasten-Wachstumsfaktor (FGF2) von Interesse, da im Tiermodell die gentherapeutische Gabe von FGF2 mittels viraler Genfähren in das Gehirn von Alzheimer-Mäusen, die zuviel APP herstellen, das räumliche Gedächtnis verbessert. Interessanterweise wurde eine vermehrte Zahl teilungsfähiger neuronaler Stammzellen und eine verstärkte Langzeit-Potenzierung (LTP) nach Behandlung der Tiere festgestellt. Außerdem kann FGF2 Mikrogliazellen zur Phagozytose von Aβ-Peptiden stimulieren, was möglicherweise auch zur Reduktion der Symptomatik nach FGF2-Gabe beiträgt.

3.2.6 Andere kausale Therapieansätze

Wie im vorigen Kapitel besprochen, ist anzunehmen, dass die Alzheimer-Krankheit und andere neurodegenerative Erkrankungen ursächlich auf Störungen der Mitochondrien oder der Protein-Homöostase zurückzuführen sind. Dabei sind offenbar der Transport und der Abbau von Eiweißen früh gestört. Aktuell befinden sich daher mehrere Substanzen in der Entwicklung, die den intrazellulären Proteintransport fördern sollen. Als therapeutische Ansatzpunkte kommen beispielsweise Moleküle in Frage, die die Herstellung von Autophagosomen und von Lysosomen fördern (z. B. TFEB), das Vesikel-Recycling verbessern (Rab11, Chmp2B) oder die lysosomale Degradation ankurbeln (GBA, CatB).

Weiterhin sind bestimmte Proteinkomplexe, beispielsweise das Retromer, in diesem Zusammenhang von Interesse, da sie den intrazellulären Proteinabbau entlasten können. Das Retromer fördert den endosomalen Transport, indem es membranständige Moleküle wieder an die Zellmembran oder zu den Golgi-Feldern zurückbringt. Ein an diesem Transport beteiligter Rezeptor (*sorting-related receptor with A-type repeats*, SORLA) kann Aβ-Monomere oder APP binden und damit helfen, APP wieder an die Plasmamembran und Aβ zu den Lysosomen zu transportieren. Es ist daher nicht überraschend, dass genetische Varianten von SORLA mit einem erhöhten Risiko für die Alzheimer-Krankheit verbunden sind.

Interessanterweise führt ein Retromer-assoziiertes Eiweiß, VPS35 (*vacuolar protein sorting-associated protein 35*), zu einer autosomal-dominant vererbbaren Parkinson-Erkrankung, wenn es mutiert ist. Diese genetischen Untersuchungen unterstreichen die Bedeutung des endosomalen Protein-Transports zur Verhinderung von Zellschäden. Ausgewählte Moleküle (R55, R33), die das Retromer stabilisieren, können die Bildung von β-Amyloid und phosphoryliertem Tau in Nervenzellen reduzieren. Leider werden R55 und R33 im Blut aber relativ schnell abgebaut und sind daher wohl ungeeignet für eine Therapie beim Menschen.

Weiterhin wären hier die neuartigen Hemmer der integrierten zellulären Stress-Antwort (*integrated stress response*, ISR) zu nennen. Sie reduzieren den transienten *shut-down* der neuronalen Proteinsynthese im Rahmen einer zellulären Antwort auf exogenen oder intrinsischen Stress (etwa bei Glukose-Mangel, Hypoxie oder ER-Stress). Kürzlich konnte in einem Maus-Modell der Alzheimer-Erkrankung gezeigt werden, dass ein ISR-Inhibitor, ISRIB, die Eiweißproduktion im Hippocampus stimuliert und die synaptische Plastizität sowie einige Gedächtnisfunktionen in den Tieren verbessert.

Andererseits könnte es aber auch sinnvoll sein, den Abbau zytoplasmatischer Eiweiße im Proteasom zu fördern. Bei neurodegenerativen Erkrankungen lässt sich ja regelmäßig eine verminderte Aktivität des Proteasoms beobachten. Verschiedene Substanzen (Betulinsäure aus Birkenrinde, Pyrazolon oder PD169316, ein p38 MAP-Kinase-Inhibitor) steigern die proteolytische Aktivität des Proteasoms und senken teilweise die intrazelluläre Konzentration von α-Synuklein in Zellen, die zuviel davon herstellen. Zukünftig könnten auch spezielle Antikörper (sog. Protein-Degradierer) statt der wenig permeablen ASOs zur Anwendung kommen. Mit diesem neuartigen Ansatz lässt sich ein hergestelltes Protein durch Ankoppelung von Ubiquitin markieren und damit der Degradation zuführen.

Möglicherweise ist die oben erwähnte Antisense-Technologie auf DNA-Basis auch beim Morbus Alzheimer geeignet, um die Synthese bestimmter Eiweiße herunterzufahren. Es lässt sich jedenfalls mit ASOs, die gegen die mRNA von Krankheits-assoziierten Proteinen gerichtet sind, die Herstellung dieser Proteine vorübergehend stoppen oder wenigstens reduzieren. Für APP oder Tau gibt es schon vielversprechende Antisense-Ansätze in Tiermodellen der Alzheimer-Erkrankung, die den Nervenzelluntergang anhalten und Gedächtnisfunktionen verbessern können. Dieses wurde zumindest in Mäusen gezeigt, die vermehrt mutiertes Tau bilden.

Weiterhin sind Substanzen von Interesse, die die Funktion von Lipid-Transportern verbessern. Da das mit der Alzheimer-Krankheit assoziierte ApoE4 oft nicht korrekt gefaltet ist, kann es den Abtransport von Lipiden und von Aβ-Peptiden nicht mehr ausreichend übernehmen. Daher sind neu entwickelte Substanzen (z. B. GIND25 oder PH002), die ApoE stabilisieren, bei ApoE4-positiven Alzheimer-Patienten besonders vielversprechend.

Schließlich ist noch auf neue methodische Aspekte hinzuweisen, da es in den letzten Jahren große Fortschritte in der Entwicklung von Biomaterialien und Trägersubstanzen (*carrier*) für Wirkstoffe gegeben hat. Diese wurden hergestellt, um den Transport von Wachstumsfaktoren, Pharmaka, ASOs, Antikörpern, aber auch von Stammzellen in das Gehirn zu unterstützen. Zellträger (biologische *scaffolds*) und insbesondere die aktuell intensiv beforschten Nano- und Mikropartikel können therapeutische Moleküle binden oder einschließen. Damit verhindern sie ihren Abbau und fördern den Transport über die Blut-Hirn-Schranke. Daneben wird derzeit in verschiedenen Labors versucht, über Ankoppelung von spezifischen Liganden die Bindung dieser Vehikel an definierte Zielzellen zu fördern, so dass die transportierten Substanzen nur in der gewünschten Hirnregion wirksam werden. Erfolge in diesem Bereich der pharmakologischen Forschung wären gerade für die Behandlung von neurologischen Krankheiten enorm wichtig.

Allerdings lassen sich die Ergebnisse der aus Laborversuchen hervorgehenden klinischen Studien nur schwer vorhersagen. Letztlich fehlt uns das Wissen, wie genau veränderte Proteine zur neuronalen Degeneration führen. In Bezug auf Tau stellen sich beispielsweise folgende Fragen: Sind die krankmachenden Formen von Tau eher Monomere, also einzelne fehlerhaft konfigurierte Tau-Moleküle? Oder sind es die Tau-Oligomere bzw. Fibrillen? Entfalten sie ihre pathogene Wirkung bereits intra- oder erst extrazellulär? Wie wichtig ist es, die Weitergabe von Tau von Neuron zu Neuron zu stoppen, d. h. seine Prion-Eigenschaften zu unterbrechen? Es bleibt also noch eine Menge zu tun für die Grundlagenforschung.

3.2.7 Symptomatische Therapie

In Bezug auf schon existierende und leicht verfügbare Therapien gibt es vielversprechende Daten zu einem körpereigenen Polyamin, dem ursprünglich aus Sperma isoliertem Spermidin. Dessen Konzentration nimmt mit zunehmendem Alter im Körper ab. Interessanterweise verbessert In Tiermodellen neuronaler Degeneration die Gabe von Spermidin das Gedächtnis (vermutlich über eine Stimulation der Autophagie) und erste Studien zeigen, dass Spermidin bei älteren Menschen den Eintritt einer Demenz verzögern kann. Andere Beobachtungen deuten darauf hin, dass Personen, die besonders viel Spermidin-reiche Nahrungsmittel wie Vollkornprodukte, Hefe, Obst und Gemüse zu sich nehmen, um bis zu fünf Jahre länger leben.

Interessanterweise können auch Cholesterin senkende Pharmaka, insbesondere das Simvastatin, die Spiegel von phosphoryliertem Tau im Nervenwasser absenken. Einen günstigen Effekt scheint auch Kokosnussöl zu entfalten, da es über seinen hohen Anteil von mittelkettigen Fettsäuren den ADP-Ribosylierungs-Faktor 1 herunterreguliert und damit die Sekretion und Aggregation von Aβ reduziert. In diese Richtung müssen auch die Versuche mit Ginkgo-Extrakten eingestuft werden, die möglicherweise über antioxidative und anti-entzündliche Effekte positiv wirken. Allerdings steht der Nachweis klinischer Wirksamkeit in kontrollierten Studien auch bei diesen natürlich vorkommenden Substanzen noch aus.

Weiterhin können Therapeutika gegen die Zuckerkrankheit auch beim Morbus Alzheimer eingesetzt werden. Der Grund dafür liegt in der Insulin-Resistenz beim Diabetes Typ 2. Beim Alters-Diabetes sprechen Muskel-, Leber- und Nervenzellen auf das Bauchspeicheldrüsenhormon Insulin weniger gut an. Dadurch ist auch der neurotrophe Effekt von Insulin auf Neurone (über IGF-Rezeptoren vermittelt) weniger stark ausgeprägt, was diese wiederum empfindlicher für zellulären Stress macht. Daher ist es wahrscheinlich, dass Anti-Diabetes-Medikamente auch in der Alzheimer-Behandlung und Vorbeugung sinnvoll sind. Möglicherweise spielen dabei auch indirekte Effekte auf die Gefäße eine Rolle.

Außerdem stellt die lokale Entzündungsreaktion im Bereich seniler Plaques einen wichtigen pharmakologischen Ansatzpunkt dar. Wie im zweiten Kapitel ausgeführt, setzen aktivierte Mikrogliazellen, die hirneigenen Entzündungszellen, bestimmte Zytokine frei, z. B. das Interleukin-1β und den Tumornekrosefaktor TNFα. Diese können in Nervenzellen den p38/MAP-Kinase-Signalweg aktivieren und damit eine Phosphorylierung von Tau-Proteinen bewirken. Folgerichtig befinden sich verschiedene Inhibitoren dieses Signalweges (z. B. Neflamapimod) in ersten klinischen Versuchen, um eine neuronale Schädigung durch Entzündungsmediatoren zu stoppen. Klinische Versuche mit anderen anti-inflammatorischen Ansätzen, z. B. mit Azeliragon, einem Antagonisten eines Transmembran-Rezeptors der Immunglobulin-Superfamilie (RAGE), oder mit Pioglitazon, einem Medikament gegen Diabetes mellitus, das auch anti-entzündlich wirksam ist, waren leider nicht erfolgreich. Wie oben schon erwähnt, hat die Behandlung von Alzheimer-Kranken mit anti-entzündlichen Schmerzmitteln (z. B. mit Naproxen) bisher auch keine deutlich positiven Effekte gezeigt. Antiphlogistika wurden in großen Studien in frühen und fortgeschrittenen Stadien der Krankheit getestet, aber auch schon bei prä-symptomatischen Patienten, die zu Beginn der Einnahme der Substanz noch keine kognitiven Defizite hatten. In diesem Zusammenhang muss darauf hingewiesen werden, dass häufige Infektionen, insbesondere im Mundbereich (Zahninfektionen), den Krankheitsverlauf neurodegenerativer Erkrankungen ungünstig beeinflussen. Ein intaktes Immunsystem und entsprechende Pflege des Körpers (inklusive der Zähne) hilft daher, entzündlichen Erkrankungen vorzubeugen und damit auch den Hirnabbau hinauszuschieben.

Eine interessante neue Entwicklung aus dem immunologischen Bereich betrifft die Komplement-Inhibitoren. Wie oben erwähnt, spielen die Komplement-Faktoren C1q und C3 eine wichtige Rolle bei der Eliminierung überschüssiger Synapsen durch die Mikroglia während der Entwicklung. Nervenzellen stellen endogene Hemmer von Komplement-Proteinen her (beispielsweise SRPX2) und können so das Abräumen von Synapsen verhindern. Die Stimulation von SRPX2 oder die Therapie mit Komplement-Inhibitoren (z. B. Crry-Ig) halten möglicherweise den Verlust von Synapsen beim Morbus Alzheimer und vielleicht auch bei anderen Erkrankungen des Gehirns auf (z.B. nach Traumata oder bei der Schizophrenie).

Schließlich kommen möglicherweise aufgrund der veränderten neuronalen Exzitabilität (s. Abb. 2.10) elektromagnetische Verfahren in Frage, um die Netzwerk-Aktivitäten in tiefen Hirnregionen zu regulieren. Induzierte Gamma-Oszillationen mit einer Frequenz von 40 Hz führen nach multimodaler, verschiedene Rezeptoren ansprechender Stimulation offenbar zu einer Reduktion von Aβ-Plaques und phosphoryliertem Tau. Damit könnten die verbesserten kognitiven Fähigkeiten in Tiermodellen neuronaler Degeneration durch elektrische Therapie erklärt werden. Für die transkranielle Stimulation mit kurzen Ultraschall-Pulsen (TPS) besteht aber bisher kein ausreichender Wirksamkeitsnachweis, d.h. Placebo-kontrollierte Studien fehlen noch.

3.2.8 Welche Maßnahmen versprechen nun am ehesten Erfolg?

Wir sollten uns abschließend nochmals klar machen, auf welche Art das Alzheimer-Risiko jedes Einzelnen schon heute sicher reduziert werden kann: Zum einen durch Kontrolle der Lifestyle-Faktoren (Alkohol, Rauchen, Blutdruck, Fett- und Zuckerspiegel, Gewicht). Weiterhin muss das Gehör funktionieren, denn Schwerhörige geraten viel leichter in soziale Isolation, die einen erheblichen Risikofaktor für die Demenz darstellt. Außerdem spielt Bewegung, beispielsweise regelmäßiges Laufen oder Tanzen, eine wichtige Rolle. Letzteres ist auch aufgrund der sozialen Komponente und Förderung der Bewegungs-Koordination zu empfehlen. In diversen Studien wurde gezeigt, dass moderate sportliche Betätigung (zumindest dreimal in der Woche) bei einem signifikanten Teil der Probanden zu einer Verbesserung des deklarativen, episodischen und räumlichen Gedächtnisses führt. Wiederholtes kognitives Training, besonders zusammen mit anderen Menschen, ist ebenfalls sehr empfehlenswert. Alle diese Maßnahmen sind einfach, leicht verfügbar, billig, nebenwirkungsfrei und wirken sich auch günstig auf verschiedene Zivilisationskrankheiten aus.

Eine durch geistige und körperliche Aktivität erfolgte Stimulation der von der Alzheimer-Krankheit betroffenen Hirnareale, insbesondere im Temporallappen, kann daher den Beginn einer neuronalen Degeneration verzögern. Wir vermuten, dass die Freisetzung von neurotrophen Faktoren im Gehirn (insbesondere von BDNF, NGF und IGF) das neuronale Überleben und die für Lern- und Gedächtnisvorgänge notwendige dendritische Plastizität im Hippocampus und möglicherweise auch die Neubildung von Nervenzellen verbessert. Weiterhin wird nach sportlicher Betätigung die Hirndurchblutung stimuliert. Darüber hinaus lassen sich auch entzündliche Komponenten im Gehirn zurückfahren.

In Bezug auf regelmäßige Bewegung, die das Risiko einer Alzheimer-Demenz um ca. 45 % reduzieren kann, wurde 2019 ein zellulärer Mechanismus vorgeschlagen, wie sich Muskelaktivität positiv auf das Gehirn auswirken könnte. Es wird beim Sport nämlich das Protein Irisin freigesetzt, das durch Abspaltung aus einem Membranprotein in Muskelzellen, dem *Fibronectin Typ III Domain-containing protein-5* (FNDC5), entsteht und insbesondere die Fettverbrennung und kardiovaskuläre Funktionen fördert. Da Irisin aber auch durch die Blut-Hirn-Schranke transportiert wird, ist es möglich, dass es die Neurogenese und die synaptische Plastizität stimuliert. Letzteres scheint durch eine Förderung der Freisetzung von BDNF erklärt werden zu können. Lösliche Aβ-Peptide führen bei Alzheimer-Patienten zu einer deutlichen Abnahme von Irisin. Daher ist es nicht überraschend, dass sich mit der Bewegung auch die kognitiven Funktionen verbessern, da die Spiegel von Irisin, zumindest im Tierversuch, wieder normalisiert werden können. Vermutlich gibt es eine Reihe weiterer Mediatoren zwischen Muskulatur und Gehirn, die beispielsweise über extrazelluläre Vesikel, Exosomen, in die Zirkulation und damit zu unseren Organen gelangen. Dazu gehört das Cathepsin B (CTSB), eine Cystein-Protease, die wie Irisin die Blut-Hirn-Schranke überwinden und offenbar ebenso die BDNF-Produktion fördern kann.

Auf den Punkt gebracht

- Acetylcholin-Esterase-Inhibitoren sind für die Behandlung der Alzheimer-Demenz zugelassen. Das Fortschreiten der Erkrankung können sie aber nicht aufhalten.
- Sekretase-Inhibitoren und -Modulatoren, die den Anstieg der pathologischen Aβ-Peptide verhindern sollen, waren in klinischen Studien erfolglos. Es wird nach alternativen Substanzen gesucht, die weniger Nebenwirkungen haben.
- Neurotrophe Faktoren, beispielsweise der Fibroblasten-Wachstumsfaktor FGF2, können die Neurogenese im Hippocampus stimulieren, Gedächtnisfunktionen verbessern und die Aggregation von Aβ und Tau hemmen. Bei großen Proteinen bleibt aber das Problem der Applikation und Bioverfügbarkeit zu lösen.
- Antikörper gegen Aβ-Peptide verlangsamen in höheren Konzentrationen den kognitiven Abbau und vermindern die Menge an senilen Plaques. Daneben werden Antikörper gegen pathologisches Tau und Hemmer der Tau-Aggregation getestet.
- Neuartige Substanzen, die die Protein-Homöostase stabilisieren, und Inhibitoren der zellulären Stress-Antwort sind ebenfalls in der Entwicklung.
- Die Kontrolle der Lifestyle-Faktoren Alkohol, Rauchen, Blutdruck und Gewicht sowie regelmäßige körperliche und soziale Aktivität stellen die derzeit sinnvollsten Maßnahmen zur Verzögerung einer Demenz dar.

3.3 Diagnose und Therapie der neuronalen Degeneration – quo vadis?

Zum Schluss möchte ich noch einen Ausblick geben, wie es mit der Forschung auf dem Gebiet der Neurodegeneration und der Entwicklung neuer Therapie-Ansätze weitergehen könnte. Vorher soll aber noch ein wichtiger methodischer Aspekt diskutiert werden, der speziell für neuropathologische Untersuchungen und den Versuch, die eigentliche Ursache einer degenerativen Hirnerkrankung zu finden, relevant ist.

Ein direkter Zusammenhang zwischen Labor-Untersuchungen einerseits und dem zugrundeliegenden Pathomechanismus der Krankheit andererseits ist besonders bei den sporadisch auftretenden, also nicht monogenetisch bedingten Erkrankungen, im Einzelfall bisher nicht herstellbar. Das liegt insbesondere am fehlenden Verlauf, d. h. das Krankheitsgeschehen kann in ein und demselben Gehirn mit den heute verfügbaren Methoden nicht in zellulärer oder gar molekularer Auflösung kontinuierlich, also über die Zeit sichtbar gemacht werden. Das ist weder beim Menschen noch im Versuchstier möglich. Nur dann wäre aber eine genaue Beschreibung des einer Erkrankung zugrundeliegenden Pathomechanismus wirklich möglich. Es ist das alte Problem der fehlenden Kausalität bei bekannter Korrelation, denn bis heute können wir in der erforderlichen, hohen Auflösung immer nur verschiedene Gehirne und Proben miteinander vergleichen.

Es bleibt also in der Regel unklar, ob eine beobachtete Pathologie wirklich die Ursache einer bestimmten klinischen Symptomatik ist oder vielleicht eine Folge einer ganz anderen Veränderung, die für sich allein nicht zu den beobachteten Ausfällen führen würde. Bei den mikroskopischen oder biochemischen Befunden könnte es sich also um eine gleichzeitig auftretende Begleiterscheinung ohne kausalen Zusammenhang mit der eigentlichen Krankheitsursache handeln. Ähnliches gilt für die typischen Labordaten, z. B. Blut- oder Liquoruntersuchungen, die von einem Patienten gesammelt werden. Diese Problematik zieht sich in der Medizin durch praktisch alle Organe und ist gerade für viele internistische und neurologische Krankheiten relevant.

Momentan können wir leider nicht vorhersagen, ob es überhaupt einmal solche hochauflösenden Beobachtungssysteme geben wird, die uns einen ganz bestimmten Krankheitsprozess auf der Ebene einer einzelnen Zelle über die Zeit darstellen können. Eine derartige Methode müsste nicht-invasiv sein, da gerade das Hirngewebe ausgesprochen empfindlich ist und nicht angetastet werden darf, um nicht eine zusätzliche Pathologie zu induzieren. Auch ist der Netzwerk-Kontext nicht zu stören. Erst nach Entwicklung einer völlig neuen Bildgebungstechnik (vergleichbar etwa mit der Erfindung der Kernspintomographie) wäre es aus meiner Sicht in der Hirnforschung möglich, die in diesem Buch diskutierten pathomechanistischen Zusammenhänge definitiv zu klären und als **kausal** zu bestätigen.

Aufgrund der Komplexität neurodegenerativer Erkrankungen werden daher noch wesentliche Fortschritte in der Diagnostik und in der Behandlung nötig sein, um künftigen Patienten die Erkrankung zu ersparen oder wenigstens ihren Verlauf verzögern zu können. Eine gemeinsame, für alle Patienten gleiche und kausale Therapie wird es sehr wahrscheinlich nicht geben. Die molekularen Mechanismen, die zu Störungen des endosomalen Transports, der Autophagie oder der Mitochondrien führen, sind einfach zu verschieden, um mit einer einzigen gezielten Therapie behoben werden zu können. Bei der

Parkinson-Krankheit haben wir es daneben auch noch mit Nervenzellen zu tun, die in großen modulatorischen Netzwerken eine unverzichtbare Rolle einnehmen und daher nur sehr schwer ersetzbar sind (wenn überhaupt).

Eine entscheidende Frage wird auch sein, ob die zum Zeitpunkt der Diagnose schon vorhandenen Defizite durch irgendeinen der genannten therapeutischen Ansätze überhaupt noch positiv beeinflusst werden können. In den vergangenen Jahren hat daher eine Verschiebung des wissenschaftlichen Interesses auf die asymptomatischen (präklinischen) Stadien der Parkinson- und Alzheimer-Krankheit stattgefunden. Sehr frühe Veränderungen lassen sich bei den vererbbaren Formen naturgemäß am einfachsten testen, da die Angehörigen eines Patienten noch kognitiv gesund sind, aber ein erhöhtes Risiko für das Einsetzen einer neurodegenerativen Krankheit in sich tragen. Vermutlich werden neue Pharmaka zukünftig im Prodromalstadium eingesetzt, d. h. vor Einsetzen der ersten Symptome. Nach dem derzeitigen Stand der Forschung ist davon auszugehen, dass schon etwa 20 Jahre vor den klinischen Ausfällen neuropathologische Veränderungen im Gehirn auftreten, die chronisch-progredient fortschreiten und dann letztlich nur mehr symptomatisch behandelbar sind.

Schon heute wird auf Störungen des Geruchs und des Verdauungssystems genau geachtet, um mittels radiologischer Bildgebungsverfahren eine frühzeitige Diagnose stellen zu können. Die Labordiagnostik spielt dabei auch eine wichtige Rolle. So wird die Entdeckung von neuen Biomarkern für neurodegenerative Erkrankungen vorangetrieben. Beispielsweise korrelieren hohe Harnsäure-Spiegel im Blut mit einem geringeren Risiko an Parkinson zu erkranken. Demgegenüber deuten eine Vermehrung von phosphorylierten Tau-Proteinen, insbesondere des p181-Tau, oder von bestimmten Tau-Fragmenten auf einen neurodegenerativen Prozess hin. Aber auch andere neuronale Eiweiße, z. B. das Neurofilament (ein Zytoskelett-Protein) werden in diesem Zusammenhang diskutiert. Erste Studien zeigen, dass die Kombination von p181-Tau und der leichten Kette von Neurofilament (NFL) ein guter prognostischer Faktor für das Eintreten einer Alzheimer-Demenz sein kann. Immerhin werden mit dieser Kombination nach einer einzigen Blutentnahme über 95 % der Patienten herausgefischt, die innerhalb von vier Jahren dement werden. Auf der anderen Seite hat diese Methode aber nur eine geringe Sensitivität, d. h. man würde rund die Hälfte der Patienten übersehen, die später dann doch dement werden.

Die Gesamtmenge von Tau (*total Tau* oder tTau) ist bei einer Gehirnschädigung im Liquor erhöht. Bei Alzheimer-Patienten steigt das tTau sogar um das Dreifache an. Solche Befunde lassen auf eine kontinuierlich zunehmende Bildung von Tau-Fibrillen im Verlauf von neurodegenerativen Erkrankungen schließen. Es ist daher davon auszugehen, dass in einigen Jahren eine ganze Reihe von Markern im Nervenwasser und/oder im Blutplasma zur Verfügung stehen werden, die den Beginn einer neurodegenerativen Erkrankung anzeigen können. Bei den Betroffenen wären dann möglicherweise neben den genannten Lifestyle-Änderungen neue therapeutische Verfahren denkbar, die sich heute noch im experimentellen Stadium befinden.

Falls es eine frühe Diagnostik gibt, solche Therapien aber noch nicht zur Verfügung stehen, müsste ein Arzt sich jedoch gut überlegen, ob er einem klinisch noch unauffälligen Patienten wirklich die Diagnose „baldiger Parkinson" oder „baldiger Alzheimer" mitteilen sollte. Denn ohne die Diagnose würde es dem Betroffenen vermutlich noch einige Jahre viel besser gehen als mit der psychischen Belastung des Wissens um eine chronische und letztlich zum Tod führende Krankheit. Eine zu früh gestellte Diagnose kann depressiv machen! Wie in einem Teufelskreise würde sich bei drohender Demenz die herabgesetzte Stimmung negativ auf die noch intakten Gedächtnisfunktionen auswirken. Hier hat also der betreuende Arzt eine besondere Verantwortung.

Letztlich sind wir auf weitere Forschungsergebnisse aus den Laboratorien weltweit angewiesen, die uns einen Weg aufzeigen, Neurodegeneration aufzuhalten oder zu verzögern. Dazu sind auch neue Erkenntnisse aus der vergleichenden Neurobiologie erforderlich (siehe erstes Kapitel). Wie hat sich die Organisation von neuronalen Netzen im Kortex von Säugetieren über die Jahrmillionen verändert? Gibt es heute noch lebende Arten, deren Gehirn weniger rasch altert und weniger empfindlich auf Störungen der Protein-Homöostase reagiert als das menschliche Hirn? Hat die Evolution vielleicht noch andere Möglichkeiten hervorgebracht, die bei der Parkinson-Krankheit gestörten Bewegungsprogramme zu regulieren als durch die hochempfindlichen Hirnstamm-Neurone mit ihrer komplexen Axonmorphologie? Ein Blick in das ZNS von anderen Säugern hilft uns, grundsätzlich neue Ansatzpunkte zu finden, wie neurodegenerative Veränderungen entstehen und behandelt werden könnten. Solche Forschung erleichtert das heute so wichtige *outside-the-box*-Denken, um völlig neue Wege in der Therapie komplexer Erkrankungen einschlagen zu können.

Weiterhin sollten wir uns neben den zweifellos wichtigen genetischen Analysen stärker der epigenetischen Ebene zuwenden, die im Unterschied zu der DNA ja ein ganzes Leben modifiziert werden kann. DNA-bindende Proteine, die die Bildung (Transkription) von mRNA beeinflussen, aber auch die langen, nicht-kodierenden RNAs sind in den Mittelpunkt des Forschungsinteresses vieler Laboratorien gerückt, da sie – anders als die Gene selbst – den Einflüssen durch Ernährung oder Stress lebenslang unterliegen. Sie können unser Gehirn empfindlicher oder unempfindlicher machen für das Altern oder für eine neurodegenerative Krankheit. Das geschieht möglicherweise sogar über mehrere Generationen hinweg, da epigenetische Veränderungen auch in Keimzellen auftreten und daher an unsere Kinder weitergegeben werden können.

Zum Schluss aber noch ein hoffnungsvoller Blick in die Zukunft. Es ist davon auszugehen, dass die neurowissenschaftliche Forschung weiterhin mit hoher Geschwindigkeit Ergebnisse produzieren wird. Sie hat uns auf ein vor 100 Jahren noch völlig unvorstellbares medizinisches Niveau in der Diagnostik und Behandlung sehr vieler Erkrankungen geführt. Die durchschnittliche Lebenserwartung in den industrialisierten Gesellschaften liegt heute schon bei fast 90 Jahren. Das ist nicht nur auf eine Verminderung der Säuglingssterblichkeit, eine verbesserte Hygiene und auf die Entwicklung der Antibiotika zurückzuführen. Es gibt auch eine Vielzahl von Medikamenten und große Fortschritte in der technischen Diagnostik (Röntgen, Kernspintomographie) sowie bei Impfungen (z. B. gegen Polio, Keuchhusten, Masern oder Covid-19). Der Bluthochdruck und die Zuckerkrankheit, aber auch die Epilepsie sind heute gut behandelbar. Damit konnte nicht nur die Lebenserwartung, sondern auch die Lebensqualität im Alter erheblich gesteigert werden (Abb. 3.5).

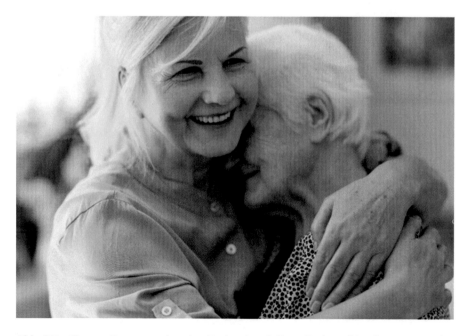

Abb. 3.5 Eine an Demenz erkrankte Patientin mit ihrer Tochter (iStock.com/PIKSEL)

Falls Ihnen dieses Buch gefallen hat und Sie sich weiter informieren wollen über die Entwicklung in der Diagnostik und Therapie von neurodegenerativen Erkrankungen, möchte ich Sie einladen, meine Webseite mit aktuellen Beiträgen zur Forschung und Therapie der Degeneration und Regeneration im Nervensystem zu besuchen (http://www.klimasbrainblog.com).

Weiterführende Literatur

Armstrong MJ, Okun MS (2020) Diagnosis and treatment of Parkinson disease: a review. JAMA 323:548–560

Aron L, Klein R (2011) Repairing the parkinsonian brain with neurotrophic factors. Trends Neurosci 34:88–100

Bennett ML, Bennett FC (2020) The influence of environment and origin on brain resident macrophages and implications for therapy. Nat Neurosci 23:157–166

Bijsterbosch J (2019) How old is your brain? Nat Neurosci 22:1611–1612

Connolly BS, Lang AE (2014) Pharmacological treatment of Parkinson disease: a review. JAMA 311:1670–1683

Deuschl G, Schade-Brittinger C, Krack P, Volkmann J et al (2006) A randomized trial of deep-brain stimulation for Parkinson's disease. N Engl J Med 355:896–908

Elia LP, Reisine T, Alijagic A, Finkbeiner S (2020) Approaches to develop therapeutics to treat frontotemporal dementia. Neuropharmacology 166:107948

Filipkowski RK, Kaczmarek L (2018) Severely impaired adult brain neurogenesis in cyclin D2 knock-out mice produces very limited phenotypic changes. Prog Neuro Psychopharmacol Biol Psychiatry 80:63–67

Hausott B, Klimaschewski L (2019) Sprouty2 – a novel therapeutic target in the nervous system? Mol Neurobiol 56:3897–3903

Huang LK, Chao SP, Hu CJ (2020) Clinical trials of new drugs for Alzheimer disease. J Biomed Sci 27:18

Humpel C (2011) Identifying and validating biomarkers for Alzheimer's disease. Trends Biotechnol 29:26–32

Hwang JY, Aromolaran KA, Zukin RS (2017) The emerging field of epigenetics in neurodegeneration and neuroprotection. Nat Rev Neurosci 18:347–361

Jia Y, Nie K, Li J, Liang X, Zhang X (2016) Identification of therapeutic targets for Alzheimer's disease via differentially expressed gene and weighted gene co-expression network analyses. Mol Med Rep 14:4844–4848

Katsouri L, Ashraf A, Birch AM, Lee KKL, Mirzaei N, Sastre M (2015) Systemic administration of fibroblast growth factor-2 (FGF2) reduces BACE1 expression and amyloid pathology in APP23 mice. Neurobiol Aging 36:821–831

Kempermann G (2019) Environmental enrichment, new neurons and the neurobiology of individuality. Nat Rev Neurosci 20:235–245

Klimaschewski L, Claus P (2021) Fibroblast Growth Factor signalling in the diseased nervous system. Mol Neurobiol. 58:3884-3902

Lauzon MA, Daviau A, Marcos B, Faucheux N (2015a) Growth factor treatment to overcome Alzheimer's dysfunctional signaling. Cell Signal 27:1025–1038

Lauzon MA, Daviau A, Marcos B, Faucheux N (2015b) Nanoparticle-mediated growth factor delivery systems: a new way to treat Alzheimer's disease. J Control Release 206:187–205

Leavitt BR, Tabrizi SJ (2020) Antisense oligonucleotides for neurodegeneration. Science 367:1428–1429

Liu B, Teschemacher AG, Kasparov S (2017) Astroglia as a cellular target for neuroprotection and treatment of neuro-psychiatric disorders. Glia 65:1205–1226

Liu Z, Chopp M (2015) Astrocytes, therapeutic targets for neuroprotection and neurorestoration in ischemic stroke. Prog Neurobiol 144:103–120

Miklas JW, Brunet A (2020) Support cells in the brain promote longevity. Science 367:365–366

Moreno-Jiménez EP, Flor-García M, Terreros-Roncal J, Rábano A, Cafini F, Pallas-Bazarra N, Ávila J, Llorens-Martín M (2019) Adult hippocampal neurogenesis is abundant in neurologically healthy subjects and drops sharply in patients with Alzheimer's disease. Nat Med 25:554–560

Otsuki L, Brand AH (2020) Quiescent neural stem cells for brain repair and regeneration: lessons from model systems. Trends Neurosci 43:213–226

Palasz E, Niewiadomski W, Gasiorowska A, Wysocka A, Stepniewska A, Niewiadomska G (2019) Exercise-induced neuroprotection and recovery of motor function in animal models of Parkinson's disease. Front Neurol 10:1143

Panza F, Lozupone M, Logroscino G, Imbimbo BP (2019a) A critical appraisal of amyloid-β-targeting therapies for Alzheimer disease. Nat Rev Neurol 15:73–88

Panza F, Lozupone M, Seripa D, Imbimbo BP (2019b) Amyloid-β immunotherapy for Alzheimer disease: is it now a long shot? Ann Neurol 85:303–315

Parmar M, Grealish S, Henchcliffe C (2020) The future of stem cell therapies for Parkinson disease. Nat Rev Neurosci 21:103–115

Pena-Diaz S, Pujols J, Ventura S (2020) Small molecules to prevent the neurodegeneration caused by alpha-synuclein aggregation. Neural Regen Res 15:2260–2261

Pfisterer U, Khodosevich K (2017) Neuronal survival in the brain: neuron type-specific mechanisms. Cell Death Dis 8:e2643

Pramanik S, Sulistio YA, Heese K (2017) Neurotrophin signaling and stem cells – implications for neurodegenerative diseases and stem cell therapy. Mol Neurobiol 54:7401–7459

Salamon A, Zádori D, Szpisjak L, Klivényi P, Vécsei L (2019) Neuroprotection in Parkinson's disease: facts and hopes. J Neural Transm 127:821–829

Sell GL, McAllister AK (2020) Protecting connections from synapse elimination. Trends Neurosci 43:841–842

Simrén J, Ashton NJ, Blennow K, Zetterberg H (2020) An update on fluid biomarkers for neurodegenerative diseases: recent success and challenges ahead. Curr Opin Neurobiol 61:29–39

Sun J, Roy S (2021) Gene-based therapies for neurodegenerative diseases. Nat Neurosci 24:297–311

Titze de Almeida SS, Soto-Sánchez C, Fernandez E et al (2020) The promise and challenges of developing miRNA-based therapeutics for Parkinson's disease. Cell 9:841

Yamashita N, Kuruvilla R (2016) Neurotrophin signaling endosomes: biogenesis, regulation, and functions. Curr Opin Neurobiol 39:139–145

Zhao HT, John N, Delic V, Ikeda-Lee K, Kim A, Weihofen A, Swayze EE, Kordasiewicz HB, West AB, Volpicelli-Daley LA (2017) LRRK2 antisense oligonucleotides ameliorate α-Synuclein inclusion formation in a Parkinson's disease mouse model. Mol Therapy Nucl Acids 8:508–519

Glossar

α-Synuklein Dieses ist ein für die Parkinson-Krankheit wichtiges 140 Aminosäuren langes Eiweiß, das an zellulären Transportprozessen beteiligt ist und Löcher in der Plasmamembran bilden kann.

Allocortex Neben dem Neocortex (auch Isocortex genannt) gibt es den ‚anderen' Cortex (griechisch, allos), der nicht den typischen, sechsschichtigen Aufbau des Neocortex aufweist (s. Cortex cerebri).

Amygdala s. Corpus amygdaloideum

β-Amyloid Die Spaltprodukte, die durch Zerschneiden des Amyloid-Precursor-Proteins (APP) entstehen, werden als Aβ-Peptide (z. B. Aβ42, Aβ40) bezeichnet. Sie haben normalerweise antimikrobielle Funktionen, können aber bei höheren Konzentrationen das Gehirn schädigen, da sie eine Neigung zur Aggregation haben und Plaques bilden.

Amyloid-Precursor-Protein (APP) Ein integrales, über 700 Aminosäuren langes Membranprotein, das durch Sekretasen gespalten wird. Das wichtigste Spaltprodukt des APP ist das β-Amyloid als Hauptbestandteil der Amyloid-Plaques beim Morbus Alzheimer.

Anosmie Der Ausfall des Geruchssinns wird als Anosmie bezeichnet, eine Riechminderung als Hyposmie. Bestimmte Reizstoffe wie Ammoniak werden aber weiterhin wahrgenommen, da sie den Gesichtsnerv (N. trigeminus) aktivieren und über diesen in den Hirnstamm geleitet werden.

Antisense-Oligonukleotide (ASOs) Es handelt sich um künstlich hergestellte, kurzkettige Einzelstränge von Nukleinsäuren. Da sie in der Basenabfolge der mRNA entgegengesetzt sind, können sie sich der mRNA komplementär anlagern bzw. hybridisieren (daher *anti-sense*). Sie blockieren die Translation, d. h. die Herstellung des von der mRNA kodierten Proteins.

Aphasie Wenn das Verständnis von gesprochener oder geschriebener Sprache intakt ist, aber beim Sprechen die Sprache stockt und Wortfindungsstörungen auftreten, handelt es sich um eine motorische Aphasie. Sie ist meistens mit einer Verletzung des nach Broca benannten Areals im Gyrus frontalis inferior verbunden. Bei der rein sensorischen Aphasie ist nur das Sprachverständnis eingeschränkt. Betroffene sind nicht in der Lage, den Sinn von Geräuschen zu erfassen und ihr Musikverständnis ist vermindert. Es kann zu Wortverwechslungen (semantischen Paraphasien) und Wortneuschöpfungen (Neologismen) kommen. Oft ist bei dieser Form der Sprachstörung das nach Wernicke benannte Areal im Gyrus temporalis superior betroffen.

Apoptose Die Apoptose (griechisch, abfallen) bezeichnet den programmierten Zelltod, d. h. die Aktivierung eines Selbstmord-Programms in Zellen. Im Unterschied zur Nekrose geht die Zelle ohne Schädigung des Nachbargewebes zugrunde. Die Apoptose kann von außen, z. B. durch Immunzellen, induziert oder intrinsisch gestartet werden durch DNA-Schädigung oder zellulären Stress.

Aquaeductus mesencephali Als schmale Verbindung zwischen drittem und viertem Hirnventrikel im Mittelhirn trennt der Aquädukt das hintere Dach (Tectum) von dem davor gelegenen Areal (Haube, Tegmentum). Im Tegmentum befindet sich neben dem Nucleus ruber auch die Substantia nigra.

Assoziationsbahnen Dieser Begriff bezeichnet alle Faserbündel, die verschiedene Rindenareale einer Hemisphärenseite miteinander verbinden. Sie kreuzen also nicht auf die Gegenseite wie die Kommissurenbahnen.

Astrozyten s. Glia

Autophagie Ein Prozess, der zelleigene Strukturen (fehlerhafte Proteine, Protein-Aggregate, Organellen) abbaut und die Bestandteile wiederverwertet.

Axon Der singuläre, oft auch längste Fortsatz einer Nervenzelle wird zusammen mit seiner Markscheide als Neurit oder Nervenfaser bezeichnet. Seitliche Abzweigungen des Axons (auch als Kollaterale bezeichnet) erlauben die Herstellung einer Verbindung mit diversen anderen Nervenzellen (Divergenz). Im Bereich der Endigungen (terminales Axon) finden sich mehrere Synapsen, die als Präsynapse Kontakt mit den Zielzellen aufnehmen. Präsynapsen liegen den postsynaptischen Spezialisierungen auf den Dendriten innervierter Nervenzellen genau gegenüber. Gestapelte Mikrotubuli geben dem Axon Festigkeit und erlauben den Transport von intrazellulären Vesikeln (Endosomen) und Mitochondrien.

Acetylcholin Einer der wichtigsten, von Otto Loewi (1921) am Froschherzen nachgewiesenen Überträgerstoffe des peripheren und zentralen Nervensystem. Es handelt sich um eine Ammoniumverbindung als Ester der Essigsäure und des Aminoalkohols Cholin.

Basalganglien Die auch als Nuclei basales bezeichneten Kerngebiete befinden sich unterhalb des Cortex cerebri und sind um die Seitenventrikel und das Zwischenhirn herum angeordnet. Die wesentlichen Anteile der Basalganglien entstehen aus dem Ganglienhügel im Endhirn. Der Schweifkern (Nucleus caudatus) wird zusammen mit dem Putamen (lateinisch für Schale) als Streifenkörper (Corpus striatum) bezeichnet. Daneben werden die aus dem Zwischenhirn bzw. Mittelhirn entstandenen Anlagen des Globus pallidus (lat. für blasse Kugel) und der Substantia nigra (lat. für schwarze Substanz) ebenfalls zu den Basalganglien gerechnet. Funktionell sind die Neurone in diesen teilweise sehr großen Kerngebieten primär in motorische Funktionskreise eingebunden, d. h. sie kontrollieren und regulieren den motorischen und prämotorischen Cortex. Die Basalganglien steuern unsere Bewegungen und das Verhalten, d. h. alle somato- und psychomotorische Prozesse. Bei letzteren spielt der im unteren, vorderen Striatum lokalisierte Nucleus accumbens eine wichtige Rolle.

Brodmann-Felder Die nach Korbinian Brodmann (1868–1918) benannten Rindenareale, die er aufgrund histologischer und zytoarchitektonischer Merkmale unterschieden und durchnummeriert hat. Die von Franz Nissl schon in seinem Medizin-Studium entwickelte Nissl-Färbung von Nervenzellen in Hirnschnitten erlaubte Brodmann die Areale genau zu beschreiben. Die primäre Sehrinde wird beispielsweise als Area 17 (Area striata) bezeichnet. In den Brodmann-Arealen 1–3 nehmen wir bewusst die von unserer Körperoberfläche ausgehenden Empfindungen wahr (somatosensibler Cortex). Davor liegt in der Area 4 der primär motorische Cortex im Gyrus precentralis.

Bulbus olfactorius Der Bulbus olfactorius ist ein Teil des Endhirns. Seine Zytoarchitektur weist mehrere Zellschichten auf, die Signale aus dem Riechepithel in der oberen Nasenhöhle weiterverarbeiten. Die Ergebnisse dieser Berechnungen werden über den Tractus olfactorius an den Paläocortex weitergeleitet. Hier findet zeitlebens Neurogenese statt.

Capsula interna Die Capsula interna umfasst die meisten auf und absteigenden Bahnen des Cortex cerebri. Sie ist im horizontalen Schnitt durch das Gehirn V-förmig und befindet sich zwischen Thalamus (Zwischenhirn) und Basalganglien. Der Nucleus caudatus (Schweifkern) und das Putamen (Schale) werden durch die Capsula interna getrennt.

Caspasen Caspasen sind Cystein-Proteasen, die ihre Zielproteine neben der Aminosäure Aspartat schneiden (daher der Name). Es handelt sich um wichtige bei der neuronalen Apoptose beteiligten Enzyme.

Cerebellum Das Kleinhirn liegt dem Hirnstamm dorsal auf. Es ist ein selbständiger Teil unseres Gehirns, der sich am Dach des vierten Ventrikels entwickelt und einen mittig gelegenen Wurm (Vermis) sowie zwei Hemisphären aufweist. Das Kleinhirn beteiligt sich an der Feinabstimmung und der Koordination von Bewegungsprogrammen, aber auch an kognitiven Prozessen. Insbesondere für das Halten des Gleichgewichts und schnelle Korrekturbewegungen ist es von großer Bedeutung. Es macht beim Menschen mit etwa 150 g nur rund ein Zehntel des Hirngewichts aus, enthält aber bis zu 70 Milliarden Neurone und damit mindestens 80 % aller Nervenzellen im zentralen Nervensystem des Menschen. An der Kleinhirnoberfläche finden sich statt Gyri und Sulci die als Foliae und Fissurae bezeichneten blattförmigen Erhebungen und Vertiefungen. Die Kleinhirnrinde der Foliae ist dreischichtig und wesentlich einfacher strukturiert als die Großhirnrinde in den Gyri. Im Marklager des Kleinhirns liegen jeweils vier Kleinhirnkerne, darunter der große Nucleus dentatus.

Cerebrum Das Cerebrum ist das Großhirn, griechisch auch Telencephalon genannt. Es bildet die beiden großen Hemisphären mit ihren Lappen, die sämtlich von Cortex überzogen sind. Darunter finden sich die aus dem Ganglienhügel hervorgegangenen Basalganglien. Der erste Hirnnerv, der N. olfactorius, ist eine Ausstülpung des Großhirns.

Chaperon Die nach der englischen Bezeichnung für ‚Anstandsdame' oder ‚Amme' gewählte Bezeichnung von einem Protein, das einem anderen Protein dabei hilft sich zu falten, d. h. in die korrekte dreidimensionale Sekundär- und Tertiärstruktur zu kommen, nachdem dessen Aminosäurenkette (Primärstruktur) am Ribosom erzeugt wurde. Insbesondere für aggregationsanfällige Eiweiße sind Chaperone von großer Bedeutung.

Corpus amygdaloideum Das Corpus amygdaloideum (mandelförmiger Kern) stellt einen großen Komplex verschiedenster kleiner Kerngebiete im rostro-medialen, also vorne innen gelegenen Anteil des Temporallappens dar. Der Mandelkern spielt eine zentrale Rolle bei der emotionalen Bewertung und Wiedererkennung von gefährlichen Situationen. Direkte Verbindungen zum Hypothalamus, der unser vegetatives Nervensystem steuert, führen zu den mit Angst und Furcht verbundenen Empfindungen. Generell sind aber alle Affekte, d. h. auch lustbetonte Empfindungen, an intakte Mandelkerne gebunden.

Corpus callosum Der Balken bildet mit seinen rund 250 Millionen Axonen die größte Links-Rechts-Verbindung (Kommissur) unseres Gehirns. An vergleichbarer Stelle gelegene Cortex-Regionen beider Seiten werden über den Balken miteinander synaptisch verschaltet. Er liegt in der Tiefe der Längsfurche zwischen den beiden Hirnhälften (Fissura longitudinalis) und bildet damit auch das Dach der beiden Seitenventrikel.

Corpus mamillare Paarige Erhebung an der Hirnbasis zwischen den Großhirnschenkeln (Crura cerebri). In den Corpora mamillaria enden zahlreiche Fasern aus dem Fornix. Sie gehören daher zum limbischen System. Die Nervenzellen der Mamillenkörper bilden wesentliche Kerngebiete des hinteren Hypothalamus (Zwischenhirn).

Corpus striatum Der Streifenkörper ist der größte Kern der Basalganglien. Er setzt sich aus dem Nucleus caudatus (Schweifkern) und dem Putamen (Schalenkern) zusammen, die durch die Capsula interna voneinander in der Embryonalentwicklung getrennt wurden. Die im Bereich der Fasermassen der inneren Kapsel noch vorhandenen Nervenzellgruppen geben der Struktur daher ein gestreiftes Aussehen (Striatum). Der Neocortex aktiviert das Corpus striatum im Sinne einer Einbahnstraße, d. h. es gibt keine vom Striatum in den Cortex zurück verlaufenden axonalen Projektionen. Die cortico-striatalen Verbindungen spielen eine zentrale Rolle für das Zusammenwirken von Motivation und Kognition mit den willkürlichen und unwillkürlich ablaufenden Bewegungsprogrammen. Diese können von allen Lappen des Cortex ausgehen. Sie werden über die Basalganglien zum ventralen Thalamus und wieder zurück in die motorischen Areale des Cortex geschickt. Von hier aus werden dann die Neurone im Hirnstamm und im Rückenmark angesteuert, die letztlich unsere Muskeln zur Kontraktion bringen. Neben diesen somatomotorischen Funktionen befindet sich im vorderen, unten gelegenen und phylogenetisch ältesten Teil des Striatums der für die Psychomotorik wichtige Nucleus accumbens.

Cortex cerebri In der Rinde unseres Gehirns werden drei Cortex-Typen aufgrund histologischer Merkmale unterschieden:

1. Der Paläocortex liegt als entwicklungsgeschichtlich ältester Anteil im unteren Bereich des Frontal- und vorderen Temporallappens. Er ist zweischichtig.
2. Der Archicortex ist phylogenetisch jünger als der Paläocortex und dreischichtig. Er befindet sich an der Innenseite des Temporallappens und besteht aus dem Hippocampus, dem Gyrus dentatus und den mit ihnen assoziierten Strukturen. Er ist damit ein wichtiger Bestandteil des limbischen Systems.
3. Der Neocortex nimmt 90 % der gesamten Hirnrinde ein und ist als jüngster Anteil sechsschichtig.

   Nach Brodmann können sehr viel mehr Untertypen im Cortex aufgrund ihrer speziellen Zytoarchitektur unterschieden werden. Beispielsweise finden sich einzelne der sechs Cortex-Schichten nicht in allen Neocortex-Arealen und bestimmte Zelltypen sind an manchen Stellen häufiger vertreten als an anderen.

Cortex entorhinalis Die entorhinale Rinde (Brodmann-Areale 28 und 34) überzieht den beim Menschen rostral (vorn) gelegenen Anteil des Gyrus parahippocampalis. Dieser an der medialen (innen) gelegenen Kante des Temporallappens lokalisierte Bereich markiert den Übergang des Allocortex zum Neocortex. Von hier aus projizieren die schon in sechs Schichten angeordneten Nervenzellen in den Hippocampus, insbesondere zum Gyrus dentatus. Diese Verbindung wird als Tractus perforans bezeichnet. In der Area entorhinalis laufen Erregungen aus den olfaktorischen, somatosensorischen, visuellen und auditorischen Sinneszentren zusammen. Damit erfüllt der entorhinale Cortex die Funktion eines multimodalen Assoziationszentrums, das in Verbindung mit der Hippocampus-Formation wesentlich am Einspeichern und Abrufen deklarativer (semantischer und episodischer) Gedächtnisinhalte beteiligt ist.

Cortex insulae Die Insula (Insel) wird auch als fünfter Hirnlappen bezeichnet und ist phylogenetisch alt. In der vorgeburtlichen Entwicklung ist ihr Größenwachstum geringer als das anderer Lappen des Endhirns, so dass die Insel von deren Rindenanteilen überdeckt wird. Dadurch entsteht an der Außenseite der Hemisphären eine Vertiefung, der Sulcus lateralis. Die Inselrinde zählt zum Neocortex und wird aufgrund ihrer Verbindungen zu den limbischen Strukturen auch als paralimbischer Cortex bezeichnet. Im hinteren Anteil der Insula werden Schmerz- und Bewegungsempfindungen sowie akustische Informationen verarbeitet. Vordere Areale sind primär für Riech- und Geschmacksempfindungen und allgemein viszerale (aus den Eingeweiden kommende) Informationen zuständig.

Cortex orbitofrontalis Die orbitofrontale Rinde ist ein Teil des präfrontalen Cortex und liegt der Augenhöhle (Orbita) auf. Sie wird aufgrund ihrer extensiven Verbindungen mit dem Mandelkern und dem mediodorsalen Thalamuskern auch als Brücke zwischen unseren Emotionen, die im limbischen System verankert sind, und den im dorsolateralen präfrontalen Cortex verarbeiteten rational-kognitiven Funktionen bezeichnet. Die orbitofrontalen Cortexareale bewerten die ständig ankommenden emotionalen Reize aus den tiefer liegenden Hirnregionen. Verletzungen dieser Areale führen zu schweren Veränderungen der Persönlichkeit (Gemütsverarmung, Gleichgültigkeit, aber auch Enthemmung). Der Transmitter Acetylcholin spielt hier eine wichtige Rolle.

Cortex prefrontalis Den präfrontalen Rindenarealen kommt primär eine Überwachungsfunktion zu. Diverse Verbindungen zu anderen Cortexregionen und Kernen ermöglichen eine Analyse und Bewertung unterschiedlichster Informationen. Die Ergebnisse werden dann wieder in die jeweiligen Hirnareale zurückgeschickt. Die Funktion des dorsolateralen Cortex ähnelt also in gewisser Weise dem zentralen Prozessor (CPU) in unseren Computern. Bei Störungen in diesem Anteil des Frontallappens kann sich der Mensch nicht mehr auf neue Situationen einstellen (verminderte kognitive Flexibilität). Unbedeutende Stimuli werden nicht mehr von relevanten Reizen unterschieden. Alltägliche Routinehandlungen (Einkaufen, Vorbereitung von Mahlzeiten etc.) laufen dagegen in der Regel ungestört ab.

Dendrit Die zelluären Fortsätze von Nervenzellen, die der Reizaufnahme dienen, werden als Dendriten bezeichnet. Ein Neuron besitzt neben dem Zellkörper (Soma oder Perikaryon) normalerweise zahlreiche Dendriten und ein einzelnes Axon (zusammen mit der Myelinscheide auch als Neurit oder Nervenfaser bezeichnet). Dendriten tragen Dornen (*spines*), in deren Plasmamembran die Rezeptoren für die im Bereich der Synapse freigesetzten Neurotransmitter sitzen (Postsynapse).

Diencephalon Das Zwischenhirn setzt den Hirnstamm nach oben fort. Es bildet die Wand des dritten Ventrikels in der Tiefe unseres Gehirns. Der größte Kernkomplex ist der Thalamus (Sehhügel), der auch Thalamus dorsalis genannt wird. Er ist der ‚Sekretär des Chefs‘, d. h. alle sensiblen und sensorischen Empfindungen mit Ausnahme des Geruchssinns müssen im Thalamus umgeschaltet werden, um zum Neocortex (dem ‚Chef‘) zu gelangen. Unter dem Thalamus befinden sich der Subthalamus und der Hypothalamus, darüber der Epithalamus. Der Hypothalamus ist das vegetative Zentrum zur Steuerung von Stoffwechsel, Blutdruck, Wärme- und Wasserhaushalt, Schweißsekretion und Genitalfunktionen. Der innere Teil des Pallidums ist ein Abkömmling des Diencephalons und steuert zusammen mit dem Subthalamus die Motorik (wird daher zu den Basalganglien gerechnet).

Dopamin Ein biogenes Amin, dessen Name sich aus DOPA und Amin zusammensetzt. Es handelt sich um einen bedeutsamen Überträgerstoff im Nervensystem aus der Gruppe der Katecholamine. Dopamin ist die unmittelbare Vorstufe des

Melanins, das als Neuromelanin den Dopamin und Noradrenalin produzierenden Nuclei eine bläulich-schwarze Farbe verleiht.

Embryogenese Hierbei handelt es sich um die früheste Phase unserer Entwicklung, d. h. von der befruchteten Eizelle (Zygote) über verschiedene Zwischenstadien (Blastulation, Gastrulation, Neurulation) bis zur Bildung der Organanlagen (Organogenese).

Endoplasmatisches Retikulum (ER) Das ER ist ein weit verzweigtes, von Plasmamembranen umgebendes Netzwerk aus Röhren und Hohlräumen. Die ER-Membran geht direkt in die Kernhülle des Zellkerns über. Teile des ER sind mit Ribosomen besetzt. An diesen werden Proteine hergestellt, die direkt in das Lumen des ER oder in die ER-Membran hinein synthetisiert werden. Es wird daher auch als raues ER oder Ergastoplasma bezeichnet (gegenüber dem Ribosom-freien glatten ER). Im ER finden neben der Translation auch die Proteinfaltung, eine Qualitätskontrolle neu gebildeter Proteine, bestimmte Modifikationen von Proteinen sowie der Proteintransport statt. Daneben dient das ER als intrazellulärer Kalzium-Speicher.

Endosomen Die auch als endosomale Vesikel bezeichneten Zellorganellen entstehen primär durch Endozytose. Es werden frühe von späten Endosomen unterschieden. Diverse Membranproteine gelangen über späte Endosomen in die Lysosomen und werden dort abgebaut bzw. werden über Recycling-Endosomen wieder zurück zur Zellmembran transportiert.

Endozytose Durch Einstülpungen äußerer oder innerer Membranen werden Flüssigkeit, Moleküle und Partikel in das Innere der Zelle oder in Vesikel hinein aufgenommen. Die Endozytose ermöglicht auch den Weitertransport von Membranproteinen in die verschiedenen subzelluläre Kompartimente.

Exozytose Im Gegensatz zur Endozytose handelt es sich hierbei um einen Transport von Substanzen aus der Zelle heraus. Es verschmelzen Vesikel aus dem Zytoplasma mit der Zellmembran. Sie geben dadurch die in ihnen gespeicherten Stoffe in den extrazellulären Raum hinein ab.

Enzephalisationsquotient (EQ) Dieser Wert setzt das individuell gemessene Gehirngewicht in das Verhältnis zu jenem Gehirngewicht, das für eine bestimmte Art bei vergleichbarem Körpergewicht zu erwarten wäre.

ERAD-Komplex Fehlerhaft gefaltete oder mutierte Proteine, die in das endoplasmatische Retikulum (ER) gelangen, können aus dem ER wieder in das Zytoplasma ausgeschleust und nach Ubiquitinierung vom Proteasom außerhalb des ER abgebaut werden. Die hierbei beteiligten Enzyme werden im ERAD-Komplex (**ER-a**ssoziierte **D**egradation) zusammengefasst und auch als *unfolded protein response* (UPR) oder bei Überlastung als ER-Stress bezeichnet.

Evolution Die Evolutionsbiologie befaßt sich mit den vererbbaren Merkmalen einer Population von Lebewesen, die von Generation zu Generation weitergegeben werden. Im weitesten Sinn wird darunter auch die Entwicklung von Bakterien und Viren über die Zeit verstanden.

Fornix Es handelt sich um ein axonales Faserbündel, das unter dem Balken (Corpus callosum) verläuft und den Hippocampus mit dem Hypothalamus verbindet, insbesondere mit den Corpora mamillaria. Ein Teil der Fasern zieht über die Commissura fornicis auf die Gegenseite und stellt damit eine wichtige Verbindung zwischen beiden Hippocampi her.

GABA Als wichtigster hemmender Neurotransmitter wird γ-Aminobuttersäure (GABA) durch Decarboxylierung von Glutaminsäure in inhibitorischen Nervenzellen gebildet.

Genomweite Assoziationsstudien (GWAS) Auf der Suche nach genetischen Krankheitsursachen werden extensiv DNA-Sequenzierungen durchgeführt. Damit können Allele (bestimmte Ausprägungen eines Gens) identifiziert werden, die gemeinsam mit einem bestimmten Phänotyp (Merkmal) auftreten. Insbesondere werden dafür genetische Marker (z.B. SNPs, *Single Nucleotide Polymorphisms*) eingesetzt, um auffällige DNA-Abschnitte zu finden, die zumeist nicht in einer Protein-kodierenden Region lokalisiert sind, sondern eher in nicht-kodierenden Regionen zwischen zwei Genen. Aufgrund der immer geringeren Kosten für DNA-Sequenzierungen und Polymerase-Kettenreaktionen (PCR) erfreuen sich GWAS großer Beliebtheit, um Assoziationen, aber nicht notwendigerweise kausale Verbindungen, zwischen unserem Genom und einer bestimmten Krankheit aufzudecken.

Glia Alle Zellen des Nervengewebes, die sich strukturell und funktionell von Nervenzellen (Neuronen) abgrenzen lassen, werden als Gliazellen bezeichnet. Dazu gehören insbesondere die Astrozyten (Sternzellen) und die Oligodendrozyten, die als Makroglia bezeichnet werden, sowie die immunkompetente Mikroglia, die Überwachungs- und Aufräumaufgaben wahrnimmt. Weiterhin werden Ependymzellen, die die Hirnkammern (Ventrikel) auskleiden, und die Liquor herstellenden Plexusepithelzellen zur Glia gerechnet. Glia wurde erstmals im 19. Jahrhundert von Rudolf Virchow (1821–1902) beschrieben und als Leim (griechisch, glia) bezeichnet, der die Neurone zusammenhält. Für Virchow stand die Stütz- und Haltefunktion der Zellen im Vordergrund. Er konnte nicht wissen, dass die Glia auch wesentlich am Stoffaustausch und an Reparaturvorgängen beteiligt ist.

Globus pallidus Das Pallidum stellt einen wichtigen Kern der Basalganglien dar. Der innere (mediale) Anteil ist ein Derivat des Zwischenhirns, der äußere (laterale) Anteil entspringt dem Ganglienhügel der Endhirnanlage. Wichtige afferente (eingehende) Bahnen (Input) kommen aus dem Striatum und dem Nucleus subthalamicus. Die wichtigsten Efferenzen (Ausgänge, Output) ziehen in die ventral und anterolateral gelegenen Kerngebiete des Thalamus über eine als Ansa lenticularis bezeichnete Bahn. Funktionell wirkt das Pallidum hemmend auf die thalamischen Neurone, so dass im Sinne einer doppelten Hemmung (sein Input aus dem Striatum ist ebenfalls inhibitorisch) motorische Programme insgesamt gebahnt werden. Ein Ausfall des Globus pallidus hat also eine Bewegungsarmut und motorische Ungeschicklichkeit zur Folge.

Glutamat Glutaminsäure ist eine Protein-bildende Aminosäure und der wichtigste erregende (exzitatorische) Neurotransmitter im zentralen Nervensystem.

Glymphatisches System Eine Wortneuschöpfung aus den Begriffen Glia und lymphatisches System, von dem vermutet wird, dass es ähnlich zur Lymphe der Entsorgung von Proteinen, Partikeln und anderen Abfallstoffen im Gehirn dient. Die abtransportierten Stoffe gelangen dann mit dem Nervenwasser (Liquor) in die Venen und in die Lymphe. Der glymphatische, perivaskuläre Raum befindet sich zwischen Astrozytenfortsätzen und Gefäßwand (Virchow-Robin-Raum).

Golgi-Apparat Damit wird der Ende des 19. Jahrhunderts nach dem italienischen Pathologen Camillo Golgi benannte intrazelluläre Membranstapel bezeichnet, der an der Sekretbildung und an anderen Aufgaben des Zellstoffwechsels beteiligt ist. Er liegt zumeist in der Nähe des Zellkerns und ist polarisiert: Eine Seite ist konvex und dem endoplasmatischen Retikulum (ER) zugewandt. Sie erhält von diesem abgeschnürte Vesikel (cis-Golgi-Netzwerk). Die konkave, dem ER abgewandte Seite wird als trans-Golgi-Netzwerk (TGN) bezeichnet. Von dort gelangen Golgi-Vesikel an die äußere Plasmamembran und bedingen so die zelluläre Sekretion, indem ihr Inhalt exozytiert, d. h. von der Zelle nach außen abgegeben wird. Der Golgi-Apparat bildet also ein Netzwerk mehrerer gestapelter Zisternen und Vesikel, die untereinander in enger Verbindung stehen.

Gyrus cerebri (plural Gyri) Als Gyri werden die Hirnwindungen zwischen den Hirnfurchen (Sulci), also die Vorwölbungen der Großhirnrinde, bezeichnet. Sie bilden ein typisches, bei jedem Menschen etwas anderes Oberflächenrelief und sind vom Cortex cerebri überzogen.

Gyrus cinguli Als wichtiger Bestandteil des äußeren limbischen Bogens umgibt die Gürtelwindung den Balken. Unterhalb seiner Rinde verläuft in der weißen Substanz (Mark) das Cingulum, eine lange Assoziationsbahn. Diese stellt zahlreiche Verbindungen zwischen Frontal-, Temporal- und Parietallappen her. Ebenso sind enge Kontakte zum vorderen Thalamuskern und auch zum Hypothalamus beschrieben. Der vordere Gyrus cinguli wird aktiviert, wenn wir das Leid anderer Menschen wahrnehmen und darauf empathisch reagieren, indem wir unser Verhalten so verändern, dass das Leid der betroffenen Person vermindert wird. Evolutionsbiologisch wird also in diesem Bereich ein Zentrum für Moral und Altruismus vermutet. Ausfälle im Bereich des Gyrus cinguli führen zum Verlust des Antriebs, zu Gleichgültigkeit und emotionslosem, abgestumpftem Verhalten.

Gyrus dentatus Die auch als Fascia dentata bezeichnete Struktur ist ein Teil der Hippocampus-Formation. Die Afferenzen entspringen dem entorhinalen Cortex und gelangen über den Tractus perforans an die Dendriten der kleinen Neurone (Körnerzellen) des Gyrus dentatus. Verbindungen bestehen auch zum Hypothalamus, zu den Septumkernen und zum Gyrus cinguli.

Hemisphäre Die jeweiligen, weitgehend symmetrisch aufgebauten Hirnhälften des Groß- oder Kleinhirns werden als Hemisphären bezeichnet.

Hippocampus Der Hippocampus ist ein am Boden des Seitenventrikels im Temporallappen gelegener Hirnteil, der nach dem Seepferdchen benannt ist. Dieses ist dem

Meeresungeheuer Hippokamp aus der griechischen Mythologie nachempfunden, dessen vordere Hälfte ein Pferd und dessen hinterer Teil ein Fisch ist (hippos, Pferd und kampos, Seeungeheuer). Er bildet die zentrale Struktur des inneren limbischen Bogens und ist aus dreischichtigem Archicortex aufgebaut. In diesem werden Informationen verschiedenster sensibler und sensorischer Systeme verarbeitet, die dann wieder zurück zum Cortex geschickt werden. Der Hippocampus spielt daher eine zentrale Rolle bei der Gedächtniskonsolidierung, d. h. bei der Überführung von Gedächtnisinhalten aus dem Kurzzeit- in das Langzeitgedächtnis. Patienten, die beide Hippocampi verloren haben, können keine neuen Erinnerungen bilden. Sie haben einen anterograden, vom Zeitpunkt der Verletzung ab bestehenden Gedächtnisverlust (Amnesie). Ältere Erinnerungen bleiben aber zumeist erhalten. Die langfristige Speicherung von Gedächtnisinhalten erfolgt daher nicht im Hippocampus, sondern im Neocortex. Vermutlich werden besonders wichtige Inhalte sogar an mehreren Stellen abgelegt. Außerdem spielt der Hippocampus eine zentrale Rolle bei der räumlichen Orientierung. Einzelne Pyramidenzellen repräsentieren eine bestimmte Umgebung und werden als Ortszellen bezeichnet. In der dem Hippocampus vorgelagerten Area entorhinalis lassen sich sog. Gitterzellen charakterisieren. Dabei handelt es sich um Nervenzellen, die Abstände zwischen definierten Orten repräsentieren. Bei Schädigung dieser Neurone sind Patienten außerstande, Wegbeschreibungen zu geben, obwohl sie sich im Alltag durchaus orientieren können. Darüber hinaus ist der Hippocampus zentral in unsere Emotionalität eingebunden. Bei chronisch einwirkendem emotionalem Stress gehen Nervenzellen im Hippocampus verloren und es können keine neuen mehr hergestellt werden (im Gyrus dentatus findet möglicherweise auch im Alter noch Neurogenese statt). Bei Patienten mit schweren psychischen Traumata (z. B. Kriegs- oder Vergewaltigungsopfer) lässt sich zumeist eine Volumenreduktion im Bereich der Hippocampus-Formation feststellen.

Hirnstamm s. Truncus cerebri

Hypophysis Die Hypophyse (Hirnanhangsdrüse, Glandula pituitaria) besteht aus der dem Hypothalamus zugeordneten Neurohypophyse (hinterer Hypophysenlappen) und der aus dem Rachendach (der Rathke-Tasche) entstandenen Adenohypophyse (vorderer Hypophysenlappen). Hier interagiert das Zwischenhirn mit unserem Körper über eine Freisetzung von Hormonen, die diverse Vorgänge wie Wachstum, Fortpflanzung und den Stoffwechsel regulieren.

Hypothalamus Der Hypothalamus ist das der Hypophyse übergeordnete Zentrum unseres vegetativen, autonom arbeitenden Nervensystems. Er steht in enger Verbindung mit limbischen Strukturen und steuert Atmung, Kreislauf, Körpertemperatur, Verdauung, Flüssigkeitshaushalt, Sexualfunktionen und das Körperwachstum während der Entwicklung.

Insula s. Cortex insulae

Katecholamine Die durch eine gemeinsame Aminogruppe charakterisierten Botenstoffe der Katecholamine umfassen Dopamin, Noradrenalin und Adrenalin. Sie werden aus der Aminosäure Tyrosin mit Hilfe des Enzyms Tyrosinhydroxylase gebildet, besitzen auch hormonale Funktionen und binden an G-Protein-gekoppelte Rezeptoren (Adrenozeptoren bzw. Dopamin-Rezeptoren).

Kernspintomographie Die Magnetresonanztomographie (MRT, MR oder MRI, *Magnetic Resonance Imaging*) dient der Erzeugung von Schnittbildern, die zur Darstellung der Struktur und Funktion von Körperorganen verwendet werden. Der Technik liegen starke Magnetfelder zugrunde, mit denen Atomkerne (meist Wasserstoffkerne, Protonen) im Körper angeregt werden. Daraus resultiert ein elektrisches Signal, das durch die MRT detektiert wird.

Kleinhirn s. Cerebellum

Kommissur Es handelt sich um eine Verbindung zwischen den Hemisphären, d. h. in der Medianebene (Mittellinie) kreuzende Bahnen, die einander entsprechende Strukturen der rechten und linken Hälfte von Gehirn oder Rückenmark miteinander synaptisch verschalten.

Körnerzellen Die auch als Granularzellen bezeichneten, kleineren Neurone haben einen rundlichen Zellleib (Perikaryon). Es handelt sich meistens um Interneurone mit kürzeren Axonen, die benachbarte Nervenzellen kontaktieren. Im Neocortex finden sie sich bevorzugt in der vierten Schicht (Stratum granulosum internum).

L-Dopa L-Dopa ist eine Vorstufe bei der Herstellung von Adrenalin, Noradrenalin und Dopamin aus der Aminosäure Tyrosin.

Langzeitpotenzierung (LTP) Eine Form der morphologischen und bioochemischen Neuroplastizität, die sich ausschließlich an Synapsen abspielt. Es handelt sich um eine langandauernde (long-term) Verstärkung der synaptischen Übertragung, so dass die Kontaktstellen eine erhöhte Wahrscheinlichkeit besitzen, ein Aktionspotential in der Zielzelle zu generieren. Die LTP liegt vermutlich den meisten Lernvorgängen im Gehirn zugrunde.

Lewy-Körperchen Die von Friedrich Lewy (1885–1950) erstmals mit der Parkinson-Krankheit in Verbindung gebrachten Einschlusskörperchen in Nervenzellen, die aber auch bei der Demenz vom Lewy-Körperchen-Typ nachweisbar sind. Insbesondere finden sich α-Synuklein, Ubiquitin und Neurofilament in diesen Protein-Aggregaten.

Limbisches System Das limbische System spielt bei der Emotionalität, Gedächtnisbildung, Antrieb und Motivation eine entscheidende Rolle. Seine Anteile bilden einen doppelten Ring um die Basalganglien und den Thalamus herum. Es handelt sich vorwiegend um phylogenetisch ältere Areale der Großhirnrinde (Paläocortex und Archicortex) sowie subkortikale Strukturen, die innen am medialen Temporallappen liegen. Zum äußeren limbischen Bogen werden der Gyrus cinguli und der Gyrus hippocampalis gerechnet, zum inneren Bogen der Fornix und der Hippocampus. Außerdem werden die Amygdala (Mandelkern, Corpus amygdaloideum), der vordere Thalamuskern sowie die Mamillenkörper (Corpora mamillaria) dazu gezählt.

Liquor cerebrospinalis Die sich im Gehirn und im Rückenmark befindende Flüssigkeit wird Nervenwasser (Liquor) genannt. Der Liquor wird von speziell differenzierten Epithelzellen der Adergeflechte (Plexus choroideus) in den Ventrikeln gebildet. Er ist wasserklar, farblos und enthält etwas Eiweiß, Zucker und nur wenige Zellen (Lymphozyten). Abgeleitet wird der Liquor über die Arachnoidealzotten der Hirnhaut, die venösen Blutleiter (Sinus durae matris) und in den lymphatischen Raum jenseits der Austrittstellen von Hirn- und Spinalnerven.

Locus coeruleus Der ‚blaue Ort‘ gehört zu den aminergen Zellgruppen, die am Boden des vierten Ventrikels zu finden sind. Er enthält etwa die Hälfte aller noradrenergen Zellen. Die dunkelblaue bis schwarze Pigmentierung resultiert aus einer Anhäufung des Neuromelanins, eines Abbauproduktes des Katecholamin-Stoffwechsels. Die über den Locus coeruleus laufenden Erregungen resultieren in einer Freisetzung von Noradrenalin als Transmitter in den verschiedensten Hirnregionen und im Rückenmark.

Lysosom Von einer Plasmamembran umschlossene Zellorganellen, die einen sauren pH (4–5) aufweisen. Ihre wesentliche Funktion besteht in der intrazellulären Verdauung von Material durch hydrolysierende Enzyme wie Proteasen, Nukleasen und Lipasen.

Mamillarkörper s. Corpus mammillare

Mandelkern s. Corpus amygdaloideum

Mikroglia s. Glia

Mikrotubulus Ein röhrenförmiger, großer Proteinkomplex, der zusammen mit den Aktin-Filamenten und den Intermediärfilamenten das Zytoskelett aufbaut. Dieses stabilisiert Form und Struktur der Zelle und ist zusammen mit anderen Proteinen für intrazelluläre Transportvorgänge sowie aktive Bewegungen ganzer Zellen bzw. einzelner Zellteile oder ihrer Fortsätze notwendig.

Mittelhirn (Mesencephalon) Der Teil des Hirnstamms, der zwischen Brücke (Pons) und Zwischenhirn (Diencephalon) zu liegen kommt. Bei Fischen und Reptilien übernimmt das Mittelhirn noch weitgehend die Funktionen unseres Endhirns, d. h. es enden hier die Afferenzen der Seh- und Hörbahn sowie die Bahnen der Oberflächensensibilität. Das Mittelhirn steuert die meisten Augenmuskeln und enthält mit der Substantia nigra und dem Nucleus ruber wesentliche Bestandteile des extrapyramidalen motorischen Systems.

Mitochondrium Im Unterschied zu Lysosomen oder dem endoplasmatischen Retikulum sind Mitochondrien von einer doppelten Plasmamembran umschlossen und enthalten eigene Erbsubstanz (mitochondriale DNA). Sie kommen als kugel- oder röhrenförmige Organellen vor und stellen die zellulären Kraftwerke dar, indem sie über die Atmungskette das energiereiche Molekül Adenosintriphosphat (ATP) herstellen. Dieser Vorgang wird auch als oxidative Phosphorylierung bezeichnet. Mitochondrien vermehren sich durch Wachstum und Sprossung je nach Energiebedarf der Zelle.

Medulla oblongata Das Markhirn (Myelencephalon) ist der unterste Teil des Hirnstamms und etwa 3 cm lang. Zusammen mit der Brücke (Pons) und dem Kleinhirn (Cerebellum) bildet die Medulla oblongata das den vierten Hirnventrikel umgebende Rhombencephalon (Rautenhirn). In der Medulla oblongata liegen die lebenswichtigen Zentren für die Regulation von Kreislauf und Atmung. Diese werden insbesondere vom Hypothalamus angesteuert. Daneben werden im Markhirn mehrere für das Überleben des Organismus notwendige Reflexe verschaltet (Saugreflex, Schluckreflex, Hustenreflex, Niesreflex, Würgereflex). Außerdem findet sich hier ein Areal mit aufgehobener Blut-Hirn-Schranke (Area postrema), so dass toxische Substanzen und bestimmte Medikamente (z. B. Chemotherapeutika bei der Tumorbehandlung) aus dem Blut in das Hirngewebe übertreten und durch Erregung von Chemosensoren Übelkeit und Erbrechen auslösen können.

Medulla spinalis Das Rückenmark ist der im Wirbelkanal gelegene Teil des zentralen Nervensystems (ZNS) und wird – wie das Gehirn – von meningealen Hüllen (Hirnhaut) umgeben. Es stellt über die Spinalnerven Verbindungen zum peripheren Nervensystem her. In der außen im Rückenmark gelegenen markhaltigen (weißen) Substanz finden sich die auf- und absteigenden Leitungsbahnen (Tractus, Axonbündel), im Inneren des Rückenmarks dagegen die in definierten Kernsäulen zusammengefaßten Nervenzellen (graue Substanz) zur Weiterleitung motorischer und sensibler Impulse. Im Vorderhorn der grauen Substanz liegen die somatomotorischen Neurone, im Hinterhorn werden die sensiblen Afferenzen aus der Peripherie, insbesondere die Schmerzempfindung, synaptisch verschaltet. Wir unterscheiden 8 cervicale, 12 thorakale, 12 lumbale und 5 sakrale Rückenmarks-Segmente.

Monoaminoxidasen Mitochondriale Enzyme, die Monoamine (Serotonin, Dopamin, Noradrenalin und Adrenalin) durch Desaminierung zu Aldehyden, Ammoniak und Wasserstoffperoxid abbauen.

Motorischer Cortex Die auch als motorische Rinde bezeichneten Gyri stellen diejenigen Rindenbereiche im Frontallappen dar, von denen aus willkürliche Bewegungen und komplexe Bewegungsprogramme gestartet werden. Man unterscheidet von hinten nach vorn primär motorische, prämotorische und supplementär motorische Areale. Die Projektionsneurone (Pyramidenzellen) in der Lamina V des motorischen Cortex haben teilweise sehr lange Axone (bis zum unteren Rückenmark) und sind daher aufgrund ihrer Größe besonders gut im Mikroskop sichtbar.

Multivesikuläre Körperchen Diese Zellorganellen bilden sich aus frühen Endosomen durch mehrfache Einstülpungen der umgebenden Membran. Es finden sich also innerhalb eines Vesikels zahlreiche kleinere, membranumhüllte Vesikel mit zumeist runder Form. Eine Verschmelzung der Körperchen mit Lysosomen führt zu einem Abbau aller Inhaltsstoffe.

Myelin Das 1854 von Rudolf Virchow entdeckte Myelin wird im zentralen Nervensystem von Oligodendrozyten gebildet und umgibt die Axone der meisten Nervenzellen. Die spiralförmig verlaufende Myelinscheide beschleunigt die Erregungsleitung, indem die elektrischen Ladungen an der Membran (Aktionspotentiale) von einer schmalen, unbemarkten Stelle zwischen zwei Gliazellen zur nächsten Stelle ‚springen' können (saltatorische Erregungsleitung). Da Myelin aus gestapelten Plasmamembranen besteht, weist es einen hohen Lipidgehalt auf (70 %).

Der Rest sind Eiweiße. Aufgrund des Fettgehalts erscheint Myelin mit freiem Auge weiß (die weiße Substanz im Gehirn).

Neocortex s. Cortex cerebri

Nervus opticus Der Sehnerv ist der zweite Hirnnerv. Er gehört zum zentralen Nervensystem, da er sich aus dem Zwischenhirn (Diencephalon) ableitet. Der Sehnerv führt die Axone der retinalen Ganglienzellen des Auges zur Sehnervenkreuzung, die sich oberhalb der Hypophyse befindet. Im Chiasma opticum kreuzen die Fasern der nasalen Netzhauthälften auf die Gegenseite, so dass das linke Gesichtsfeld in der Sehrinde des rechten Okzipitallappens abgebildet wird (et vice versa).

Nervus vagus Der zehnte Hirnnerv ist der größte, im Brust- und Bauchraum weit verzweigte Nerv (lat. vagare, umherschweifen). Er gehört zum vegetativen Nervensystem (Parasympathikus) und reguliert mit efferenten (motorischen) und afferenten (sensiblen) Nervenfasern fast alle Organ-Aktivitäten. Seine Ursprungsneurone liegen im Hirnstamm (Medulla oblongata, Nucleus dorsalis n. vagi) und unterhalb der Schädelbasis in Ganglien (Ganglion nodosum und Ganglion jugulare).

Neurogenese Die Bildung von Nervenzellen aus teilungsfähigen Stammzellen wird als Neurogenese bezeichnet. Sie findet beim Menschen im Rahmen der Entwicklung bis in die frühe postnatale Phase hinein statt. Danach ist sie bis zum 20. Lebensjahr im Hippocampus noch gut nachweisbar. Im Alter ist außerhalb des Riechkolbens (Bulbus olfactorius) praktisch keine Neurogenese mehr zu beobachten. Einzelne, noch verbliebene Stammzellen könnten aber möglicherweise zur Teilung angeregt werden.

Neurotrophine Signalstoffe im Nervensystem, die insbesondere während der Entwicklung eine Schlüsselrolle bei der Herstellung zielgerichteter Verbindungen zwischen Nervenzellen spielen (untereinander und mit ihren peripheren Effektoren, z. B. Muskeln, Drüsen oder Haut). Sie sind als kleinere basische Proteine mit einer Molekülmasse von 13 kDa maßgeblich am Erhalt von Neuronen und dem Auswachsen ihrer Fortsätze (Dendriten, Axone) auch im erwachsenen Alter noch beteiligt.

Noradrenalin Ein biogenes Amin, das als Stresshormon und Neurotransmitter wirksam wird. Es führt als Vorstufe von Adrenalin zur Verengung von Blutgefäßen und erhöht den Blutdruck. Im Gehirn wird es insbesondere vom Locus coeruleus gebildet.

Nucleus accumbens Im vorderen Bereich der Basalganglien grenzt der Streifenkörper (Corpus striatum) an die Septumkerne, die sich unterhalb der glialen Trennwand zwischen den Seitenventrikeln (Septum pellucidum) befinden. Dort ist als Teil des ventralen Striatums der Nucleus accumbens lokalisiert. Er weist intensive Faserverbindungen zum limbischen System auf und ist für die Psychomotorik von entscheidender Bedeutung. Letztlich handelt es sich dabei im Unterschied zu willkürlich ausgelösten somatomotorischen Bewegungen, z. B. dem intendierten Heben einer Hand, um komplexes motorisches Verhalten, das durch emotionale Reize ausgelöst wird. Insbesondere wird der Nucleus accumbens als zentrale Umschaltstelle des endogenen Belohnungssystems interpretiert, denn der Kern wird durch unerwartet gute Leistungen, Geldgewinne, aber auch durch suchterzeugende Drogen intensiv stimuliert. Dafür ist die sog. mesolimbische Verbindung der Area tegmentalis ventralis (VTA) des Mittelhirns mit dem Nucleus accumbens essentiell. Aus den Axonen dieser Bahn wird der Neurotransmitter Dopamin freigesetzt, der im Sinne einer positiven Rückkoppelung dasjenige Verhalten verstärkt, das ein Belohnungsgefühl hervorrufen wird. Daher machen Drogen abhängig, d. h. das limbische System versucht, das zum Anfluten von Dopamin im Nucleus accumbens führende Verhalten zu wiederholen. So entsteht Abhängigkeit, die in schweren Fällen auch die neocorticale Ebene, d. h. die rationale Entscheidung über die Sinnhaftigkeit des eigenen Verhaltens, außer Kraft setzen kann.

Nucleus basalis (Meynert) Er ist einer der wichtigsten Acetylcholin produzierenden Kerne im basalen Vorderhirn (zwischen Septum und Mandelkern) und besitzt ausgeprägte Verbindungen zum limbischen System und zum Neocortex.

Nucleus caudatus s. Corpus striatum

Nucleus dentatus Der Kern bildet ein gezacktes Band im Marklager der Kleinhirn-Hemisphären. Er wird von hemmenden Neuronen der Kleinhirnrinde, den Purkinje-Zellen, und von den aus der Brücke kommenden pontocerebellären Fasern innerviert. Seine Efferenzen ziehen zum gegenseitigen (kontralateralen) Nucleus ruber und zum ventralen Thalamus, von dem aus motorische Rindenareale angesteuert werden.

Nucleus dorsalis nervi vagi Das Kerngebiet ist in der Medulla oblongata lokalisiert und grenzt medial an den Nucleus nervi hypoglossi, dem Ursprungskern des für Zungenbewegungen zuständigen zwölften Hirnnervens. Der viszeromotorische Vaguskern ist der Ursprung der parasympathischen, vegetativen Innervation der Brust- und Bauchorgane.

Nucleus pedunculopontinus Unterhalb der Substantia nigra gelegenes cholinerges Kerngebiet, das eine wichtige Rolle beim aufsteigenden, retikulären Wecksystem spielt.

Nuclei raphes Die Raphe-Kerne bilden eine Kerngruppe, die entlang der Mittellinie (griechisch, raphe, Naht) lokalisiert sind und Serotonin herstellen. Sie innervieren insbesondere den Cortex und das Rückenmark, aber auch die Basalganglien. Im Rückenmark haben sie eine wichtige Funktion bei der endogenen Schmerzhemmung (durch Aktivierung inhibitorischer Interneurone, die aus der Peripherie kommende Schmerzfasern kontrollieren).

Nucleus tuberomamillaris Wichtiges Kerngebiet im Hypothalamus, das sich zwischen Tuber cinereum und Corpus mamillare befindet. Er synthetisiert als einziger Kern des ZNS den Neurotransmitter Histamin und steigert die Aufmerksamkeit.

Nuclei septi Das Nervenzellen enthaltende ‚wahre‘ Septum (Septum verum) liegt unterhalb des glialen Septums (Septum pellucidum) zwischen den Seitenventrikeln. Die Septumkerne sind in komplexe Funktionskreise zwischen Hypothalamus und Hippocampus eingebunden und daher als Teil des limbischen Systems aufzufassen. Über den Fornix sind sie reziprok mit dem Hippocampus und über die Stria terminalis mit dem Mandelkern verbunden.

Nucleus subthalamicus Dieses Kerngebiet gehört entwicklungsgeschichtlich zum Diencephalon. Funktionell wird der Kern aufgrund seiner Bedeutung im extrapyramidal-motorischen System aber zu den Basalganglien gezählt. Er liegt medial der Capsula interna und ist insbesondere mit dem Pallidum synaptisch verschaltet. Der Nucleus subthalamicus wirkt auf den motorik-hemmenden, inneren Teil des Pallidums erregend und inhibiert daher in erster Linie Bewegungsimpulse.

Oligodendrozyt s. Glia

Organoid Die in der Zellkulturschale gebildeten, nur wenige Millimeter großen Strukturen sind den aus den gleichen Stammzellen gebildeten Organen des Körpers teilweise sehr ähnlich. Unter wohldefinierten Kulturbedingungen können Organoide also aus embryonalen, induzierten oder pluripotenten Stammzellen gezüchtet werden. Sie enthalten aber keine Blutgefäße und sind daher in ihrer biologischen Relevanz für neurodegenerative Krankheiten nur eingeschränkt aussagekräftig.

Oxidativer Stress Damit wird eine Stoffwechsellage bezeichnet, die eine zu hohe Konzentration reaktiver Sauerstoffverbindungen (ROS, reactive oxygen species) mit sich bringt. Es handelt sich also um ein Ungleichgewicht aus oxidierenden bzw. reduzierenden Molekülen. Sind die normalen Reparatur- und Entgiftungsfunktionen einer Zelle überfordert, kommt es zu oxidativem Stress und damit zu einer Schädigung von Lipiden, Proteinen und DNA.

Phagozytose Das zelluläre ‚Fressen' (altgriechisch, phagein) bezeichnet die aktive Aufnahme von Partikeln oder kleineren Zellen in eine Zelle, also eine spezielle Form der Endozytose.

Phylogenese Dieser Begriff bezeichnet die stammesgeschichtliche Entwicklung aller Lebewesen. Die Phylogenese wird der Ontogenese, der individuellen Entwicklung eines bestimmten Lebewesens, gegenübergestellt.

Plasmamembran Die auch als Zellmembran bezeichnete Begrenzung einer Zelle nach außen. Sie besteht im Wesentlichen aus zwei Reihen von Lipiden, der Lipiddoppelschicht, und einer Vielzahl darin eingelagerter Membranproteine und Rezeptoren.

Positronen-Emissions-Tomographie (PET) Die PET ist ein bildgebendes Verfahren der Nuklearmedizin, das Schnittbilder unter Verwendung von schwach radioaktiv markierten Substanzen erzeugt. Es kann damit zur Darstellung biochemischer und physiologischer Funktionen am Lebenden im Rahmen der funktionellen Bildgebung genutzt werden. Die Methode wird in der Regel zusammen mit einer Computer- (CT) oder Kernspintomographie (MRT) als Hybridverfahren durchgeführt.

Prionen Es handelt sich um Eiweiße, die einerseits in physiologischer (normaler), aber andererseits auch in pathologischer (krankmachender) Form vorliegen. Das Besondere dabei ist, dass pathogene Prionen den gleichen Proteinen, die sich noch in der normalen Konformation befinden, ihre pathologische Struktur aufzwingen können. Damit wären sie dann als quasi-infektiös zu bezeichnen. Ihre Existenz wurde schon 1982 von Stanley Prusiner vorhergesagt, der für diese Entdeckung 1997 den Nobelpreis erhielt.

Progenitorzellen Vorläuferzellen, die aus multipotenten Stammzellen hervorgehen, werden als Progenitorzellen bezeichnet. Da sie schon auf ihre künftigen Funktionen in einem bestimmten Organ festgelegt sind, trifft auch der Begriff ‚determinierte Stammzellen' auf sie zu.

Proteasom Bezeichnung für einen Proteinkomplex, der im Zytoplasma und im Zellkern vorkommt und für den kontrollierten Abbau von Proteinen von großer Bedeutung ist. Dafür werden die zu entsorgenden Proteine durch Ankoppelung eines kleinen Peptides, Ubiquitin, markiert, entfaltet und in das Proteasom eingeschleust. Dort zerschneiden katalytisch aktive Untereinheiten des Proteasoms (proteolytische Scheren) das Protein in zahlreiche kürzere Peptide, deren Aminosäuren wiederverwendet werden.

Pyramidenzellen Bei diesen Zellen handelt es sich um die größten Neurone im ZNS. Sie haben lange Axone und komplexe Dendriten. Im histologischen Schnitt imponiert der Zellkörper dreieckig (daher der Name). Sie kommen im Cortex cerebri, im Hippocampus und im Mandelkern von Säugetieren vor. Im Neocortex sind sie insbesondere in der Lamina III und V lokalisiert. Hemmende synaptische Kontakte finden sich primär am Perikaryon, die erregenden Synapsen besonders an den dornenförmigen Fortsätzen der Dendriten, den *spines*. Die Axone der Pyramidenbahn, die den Cortex mit dem Rückenmark verbinden, können über einen Meter lang sein.

Radikale s. oxidativer Stress

REM-Schlaf Der Begriff leitet sich von *rapid eye movement* ab, einer raschen Augenbewegung im Schlaf bei geschlossenen Lidern. Diese wird von einem verminderten Tonus der Skelettmuskulatur, erhöhtem Blutdruck und spezifischen Aktivitätsmustern im Elektroenzephalogram (EEG) begleitet. Der REM-Schlaf wird auch als paradoxer Schlaf oder Traum-Schlaf bezeichnet.

Retromer Proteinkomplex, der den Transport von Membranproteinen zwischen Endosomen und Golgi-Apparat reguliert. Mehr als 100 endosomale Proteine werden durch das Retromer sortiert, entweder in Richtung Lysosom oder über das trans-Golgi-Netzwerk zurück zur Plasmamembran.

Small interfering RNAs (siRNAs) RNAi (RNA-Interferenz) stellt einen zellulären Mechanismus dar, der doppelsträngige RNA (dsRNA) mit Hilfe des Enzyms Dicer in mehrere Fragmente von 19–23 Nukleotiden Länge (siRNAs) zerteilt, die dann in einen Enzymkomplex eingebaut werden (RISC, *RNA-induced silencing complex*). RISC bindet zusammen mit den siRNAs an DNA komplementär und kann sie so inaktivieren. Werden siRNAs exogen zugegeben, verbinden sie sich mit komplementären, einzelsträngigen RNAs und blockieren damit ihre normale Funktion.

Stammzellen Es handelt sich um Körperzellen, die sich noch in einem unreifen Stadium befinden, d. h. in verschiedene Zelltypen oder Gewebe ausdifferenzieren können. Embryonale Stammzellen können sich daher in jeden Gewebetyp entwickeln, wohingegen adulte Stammzellen schon auf ein bestimmtes Gewebe festgelegt sind. Durch künstliche Reprogrammierung, d. h. von außen angeregter Expression spezieller Gene (Transkriptionsfaktoren), entstehen induzierte, pluripotente Stammzellen (iPS cells). Mit iPS-Zellen werden in der biomedizinischen Forschung diejenigen ethischen Probleme vermieden, die bei der Verwendung embryonaler Zellen aus abgetriebenen Föten auftreten.

Striatum s. Corpus striatum

Substantia nigra Wichtiger Kernkomplex im Mittelhirn (Mesencephalon), der sich durch einen hohen Gehalt an Neuromelanin dunkel färbt (lateinisch, niger, schwarz). Die dicht gelagerten, Dopamin produzierenden Neurone finden sich in der pars compacta. Davor liegt die pars reticulata, deren kleinere, eher locker (netzförmig) verteilte Nervenzellen einen hohen Eisengehalt aufweisen. Die Afferenzen (hineinziehende Axone) zur Substantia nigra kommen vom motorischen Cortex (Fibrae corticonigrales) sowie aus dem Nucleus caudatus und dem Putamen (Fibrae strionigrales). Die Efferenzen der Substantia nigra ziehen als Fibrae nigrostriatales zum Striatum (Streifenkörper) und zum Thalamus.

Subthalamus s. Nucleus subthalamicus

Sulcus centralis Die Zentralfurche trennt den Lobus frontalis vom Lobus parietalis. Der vorn gelegene, primär motorische Gyrus precentralis und der im Parietallappen gelegene, primär somatosensible Cortex begrenzen den Sulcus centralis.

Sulcus lateralis An der seitlich gelegenen Furche des Gehirns stoßen der Frontal-, der Parietal- und der Temporallappen aneinander. Dort befindet sich in der Tiefe die Inselrinde (Insula).

Synapse Die Kontaktstellen, über die Neurone in Verbindung mit anderen Zellen stehen, werden als Synapsen bezeichnet. Dabei kann es sich um Muskel-, Sinnes- oder andere Nervenzellen handeln. An Synapsen wird die elektrische Erregung (Aktionspotential) über chemische Botenstoffe (Neurotransmitter) weitergegeben. Es werden ungefähr 1000 Billionen Synapsen im erwachsenen Gehirn des Menschen vermutet. Eine einzelne Nervenzelle kann bis zu 2 Millionen synaptische Kontakte bilden.

Synukleinopathie Es handelt sich um eine Sammelbezeichnung für verschiedene neurodegenerative Erkrankungen, bei denen intrazelluläre Ablagerungen von unlöslichem, pathologischem α-Synuklein nachgewiesen wurden. Zu diesen gehören neben der Parkinson-Krankheit auch die Lewy-Körper-Demenz sowie die Multisystematrophie (MSA).

Tau Ein Protein, das an Mikrotubuli bindet und deren Zusammenbau beeinflusst. Neurodegenerative Erkrankungen, die mit Ablagerungen von Tau-Protein einhergehen, werden als Tauopathien bezeichnet. Tau wird durch das MAPT-Gen kodiert, kommt in verschiedenen Isoformen vor und kann filamentäre Strukturen bilden.

Tegmentum Dieser auch als Haube bezeichnete vordere Teil des Hirnstamms befindet sich vor der Ventrikelebene, begrenzt also den inneren Liquorraum nach vorn. Hier liegen zahlreiche Hirnnervenkerne, ein lockerer Verband von Nervenzellansammlungen, die Formatio reticularis, die Substantia nigra, der Locus coeruleus und weitere Kerne.

Telencephalon s. Cerebrum

Telomer Als Telomer wird die repetitive DNA (tausendfache Wiederholungen kurzer Basensequenzen) an den Enden der im Zellkern liegenden Chromosomen bezeichnet. Zusammen mit einigen assoziierten Proteinen stabilisieren Telomere die Endstücke der Chromosomen.

Thalamus s. Diencephalon

Transkription Die Herstellung von RNA anhand einer DNA-Vorlage wird in der Genetik als Transkription bezeichnet. Drei RNA-Hauptgruppen lassen sich dabei unterscheiden: Die mRNA (messenger RNA) zur Proteinbiosynthese, die tRNA (transfer RNA) zum Ankoppeln von Aminosäuren an ein neu zu bildendes Eiweiß am Ribosom und die rRNA (ribosomale RNA) zum Aufbau der Ribosomen. Bei der Transkription werden die Nukleinsäure-Basen der DNA (z. B. die Folge T – A – C – G) in die Basen der RNA (in diesem Fall A – U – G – C) umgeschrieben. Statt Thymin wird also Uracil eingebaut und anstelle der Desoxyribose der DNA wird in der RNA Ribose verwendet.

Translation Die Übersetzung der Basensequenz einer mRNA in die Aminosäuren-Sequenz eines Proteins wird als Translation bezeichnet. Sie läuft an den Ribosomen ab. Die dort entstehende Polypeptidkette wird aus insgesamt 20 Aminosäuren aufgebaut, die jeweils von tRNA-Molekülen im Zytoplasma gebunden und zum Ribosom transportiert werden.

Truncus cerebri Der Hirnstamm umfasst die unterhalb des Zwischenhirns (Diencephalon) lokalisierten Abschnitte des Gehirns bis zum Rückenmark. Das Kleinhirn wird normalerweise nicht dem Hirnstamm zugerechnet.

Ubiquitin-Proteasom-System s. Proteasom

Unfolded protein response (UPR) s. ERAD-Komplex

Ventriculi Die Hohlräume im Inneren des Gehirns (Hirnkammern) enthalten ca. 150 ml Nervenwasser (Liquor), der durch mehrere Öffnungen aus dem Kammersystem in die Liquorräume außerhalb des Gehirns übertreten kann. Am Boden der Seitenventrikel, am Dach des dritten Ventrikels und im Bereich des vierten Ventrikels findet sich der hoch vaskularisierte Plexus choroideus, über dessen spezielles Epithel der Liquor aus dem Serum gebildet und in die Ventrikel hinein abgegeben wird (ca. 500 ml pro Tag). Der Liquor wird über Ausstülpungen der weichen Hirnhaut (Arachnoidealzotten), venöse Blutleiter (Sinus durae matris) und in den an Hirn- und Spinalnerven beginnenden lymphatischen Raum abgeleitet.

Wachstumsfaktoren Diese beispielsweise der Fibroblastenwachstumsfaktor (FGF)-Familie zugerechneten Proteine haben eine Signalfunktion, d. h. sie dienen der Weiterleitung von Informationen zwischen Zellen in einem Organ (ähnlich den Hormonen im Blut). Sie spielen daher besonders während der Entwicklung mehrzelliger Organismen eine entscheidende Rolle, aber auch bei der Aufrechterhaltung und Reparatur von ausgereiften Organen. Die Signalübermittlung erfolgt normalerweise über die Bindung des Wachstumsfaktors an einen spezifischen Rezeptor in der Zellmembran der Zielzelle. Dieses kann auch diejenige Zelle sein, die den Faktor selbst hergestellt hat (autokrine Wirkung von Wachstumsfaktoren).

Zytokine Es handelt sich um kurze Peptide und Proteine, die das Wachstum und die Differenzierung von Zellen regulieren. Das sind einerseits Wachstumsfaktoren, andererseits aber auch Mediatoren von immunologischen Reaktionen und Entzündungsprozessen (z. B. Interleukine und der Tumornekrosefaktor, TNF-α).

Zytoskelett s. Mikrotubulus

Stichwortverzeichnis

Printed in the United States
by Baker & Taylor Publisher Services